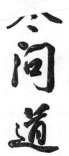

谷问道

之旅

王诗源　主编

中国健康传媒集团
中国医药科技出版社

内 容 提 要

　　本书以《伤寒杂病论》为主要研究对象和基础，分为经方方论发微篇、经方临床启迪篇、经方教学体会篇，对《伤寒论》《金匮要略》中的条文进行了理论阐述，对经方理法方药进行了系统归纳和论述，并通过记录典型病案进行方证分析，给读者以经方活用上的启发。本书适合中医院校师生、中医临床医生及经方爱好者阅读使用。

图书在版编目（CIP）数据

伤寒问道之旅 / 王诗源主编 . —— 北京：中国医药科技出版社，2020.4
ISBN 978-7-5214-1590-2

Ⅰ . ①伤…　Ⅱ . ①王…　Ⅲ . ①《伤寒杂病论》— 研究　Ⅳ . ① R222.19

中国版本图书馆 CIP 数据核字（2020）第 026705 号

美术编辑　陈君杞
版式设计　也　在

出版　**中国健康传媒集团** | 中国医药科技出版社
地址　北京市海淀区文慧园北路甲 22 号
邮编　100082
电话　发行：010 - 62227427　邮购：010 - 62236938
网址　www.cmstp.com
规格　880 × 1230mm $\frac{1}{32}$
印张　7 $\frac{7}{8}$
字数　183 千字
版次　2020 年 4 月第 1 版
印次　2020 年 4 月第 1 次印刷
印刷　三河市双峰印刷装订有限公司
经销　全国各地新华书店
书号　ISBN 978-7-5214-1590-2
定价　**35.00** 元

获取新书信息、投稿、为图书纠错，请扫码联系我们。

编委会

前　言

　　仲圣《伤寒杂病论》辉比日月，浩似江海，其学术意义和学习价值自不必赘言，但在学习的过程中，学习者会有各种各样的理解和疑问，仲景条文之晦涩难懂，字里行间方证医理，有时可谓仁者见仁、智者见智，无论是师者在《伤寒杂病论》的研究传授中，还是学生在《伤寒杂病论》的学习领会中，亦或是医者在《伤寒杂病论》的应用临证中，都有很多感悟和思索。编者在多年的《伤寒杂病论》教学、临床工作中，经常会和一些对《伤寒杂病论》有钻研的学生对其中的一些问题进行讨论。在这个教学相长的过程中，我们一方面解决探讨读《伤寒》、学《伤寒》时遇到的困惑，另一方面，会对一些有规律性的条文进行梳理总结，旨在更好地理解《伤寒杂病论》的条文内涵，体悟张仲景的学术思想，继承和发扬中医经方的精髓。

　　本书分上、中、下三篇，上篇经方方论发微篇是对伤寒条文进行探索解读，思考其中蕴含的机制意义；中篇经方临床启迪篇主要是把编者临证中经方应用的典型案例和临床体会进行了总结；下篇经方教学体会篇旨在把《伤寒杂病论》与现代《中医内科学》的某些病证进行对比和推广经方导入教学方法。

　　谨以此书献给广大的伤寒热爱者。我们的一些思考总结希望能帮助学习者了解伤寒，爱上伤寒。这就是我们编写此书的初衷，也恳请读者不吝赐教和斧正。

编者

2020 年 1 月于济南

目　录

经方方论发微篇

经方临床启迪篇

经方教学体会篇

经方

方论发微篇

《伤寒论》顾护胃气之学术思想探析

"胃气"一词最早见于《素问·平人气象论》："平人之常气禀于胃，胃者平人之常气也。人无胃气曰逆，逆者死。"胃气有广义和狭义之分，广义是指脾胃的消化升降功能，狭义是指胃的生理功能。在《伤寒论》中应取其广义理解，即脾胃之气。《伤寒论》中直接提到"胃气"的条文共有 10 条，以扶正和祛邪为基本原则，顾护胃气是扶正的根本宗旨。《伤寒论》中顾护胃气的思想体现在以下诸多方面。

一、顾护胃气的重要性

胃主受纳腐熟，其气以通降为顺，胃为脏腑之源，胃气健旺则五脏六腑皆受其惠，胃气虚弱则五脏六腑皆受其累。金元时期李东垣注重调理脾胃，认为促成人之早夭的根本原因在于元气耗损，他在《兰室秘藏·脾胃虚损论》里说"人寿应百岁……其元气消耗不得终其千年"，又在《脾胃论·脾胃虚实传变论》说"元气之充足，皆由脾胃之气所伤，而后能滋养元气"，这说明调养脾胃之气、维护后天之本是防病抗衰、延年益寿的一条重要原则。在现代研究中，朱凯媛、阳国彬指出"保胃气"思想在风湿病、恶性肿瘤、再生障碍性贫血治疗中均有治疗价值。王振涛提出心血管疾病尤应重视"顾胃气"思想在疾病治疗中的应用。

胃气的有无是判断疾病预后的重要依据，如 332 条"食以索饼，不发热者，知胃气尚在，必愈"，333 条"腹中应冷，当不能食，今反能食，此名除中，必死"。332 条饮食增加而有轻微发热，标志阳明胃气恢复，病为向愈。"知胃气尚在"的目的是强调疾病虽危重，但阳明胃气尚在，预后良好；"除"，消除之意；"中"，指中焦脾胃之气。疾病到了严重阶段，本来不能饮食，但突然暴食，这是中焦脾胃之气将绝的反常现象，属死候。叶天士在《临证指南医案·不食》中进一步指出"有胃气则生，无胃气则死，此百病之大纲也"。脾胃之气盛衰有无直接关系到人体的病情向愈，甚至生死存亡。

仲景重视脾胃，以脾胃为本的学术思想渊源于《内经》，《伤寒论》虽然没有直接论述《内经》中关于脾胃生理、病理、诊断、治疗等内容，但是脾胃理论已被仲景运用于《伤寒论》辨证论治中，秉承《内经》有关胃气旨意，仲景在其《伤寒杂病论》中不论外感内伤，抑或杂病，均时时顾护中土，保养胃气。并且开后世李东垣的"温阳升脾说"，叶天士的"滋阴降胃说"，王汝言的"脾阴说"，朱丹溪的"脾主阴升阳降说"和李中梓的"脾为后天之本说"等的先河，在脾胃学说的发展中起到了承前启后的作用。"胃气"思想在病脉辨证中也有重要作用，脉证相符提示胃气尚存、病重能愈；脉证不符提示胃气衰败、病轻难愈；趺阳脉（冲阳脉）浮、太溪脉小于趺阳脉均是有胃气的表现。

二、治疗方法

对于外感热病，张仲景确立的治疗原则之一就是"保胃气，存津液"，《伤寒论》在辨证论治的过程中，不外乎汗、吐、下、消、清、温、补、和八法，在运用八法中，均不忘顾护胃气，尤其是汗、吐、下三法，因汗为胃中津液所化，故过汗则容易损伤胃气，故运用汗法的桂枝汤方后注云"温覆令一时许，遍身漐漐微似有汗者益佳，不可令如水流离，病必不除"，并使用生姜、甘草、大枣保养胃气，药后啜粥充养胃气，中病即止以免过汗伤胃气；吐法是运用涌吐的方法祛除上焦实邪，误用易伤及胃中津液，瓜蒂散方后注"不吐者，稍稍加，得快吐乃止"，从小量开始，中病即止，且"诸亡血虚家不可与"，皆是顾护胃气的体现；下法的承气汤类方，适用于里实热证，方中运用苦寒药物迅速通便泄热、清除燥结，以保存津液，防止痉厥变证，该方法被称为"急下存阴"法，有釜底抽薪之意，具体运用下法时，大承气汤的"得下，余勿服"，调胃承气汤的"温顿服之，以和胃气"，都是注重胃气的体现。

三、组方用药

创立顾护胃气专方——理中汤、小建中汤：《伤寒论》创建了许多顾护胃气的方剂，尤其是在太阴病篇，太阴病为脾阳虚衰、寒湿内盛之患，提纲证"太阴之为病，腹满而吐，食不下，自利益甚，若下之，必胸下结硬"反映了中阳不足，脾胃虚弱，寒湿内盛，升降失常的太阴病本质，针对此病机本质，选用温补中焦的方剂是治疗的要旨。理中汤之立，也就在于温补中焦脾胃之阳，理中方虽未在太阴病篇列出，但根据太阴病的病理和理中汤的方义以及 159 条中"理中者，理中焦"来看，理中汤实为太阴病之主方。干姜温运中焦以散寒邪，人参补气健脾助干姜以振奋脾阳，白术健脾燥湿以促进脾阳健运，炙甘草调和诸药兼补脾和中，以蜜和丸，甘缓补脾胃。诸药合用，使中焦重振，脾胃健运。100条"伤寒，阳脉涩，阴脉弦，法当腹中急痛，先与小建中汤，不瘥者，小柴胡汤主之"，王子接《绛雪园古方选注》卷上这样描述小建中汤："建中者，建中气也。名之曰小者，酸甘缓中，仅能建中焦营气也"，方中重用甘温质润之饴糖为君，温补中焦，缓急止痛。饴糖配桂枝，辛甘化阳，温中焦而补脾虚；芍药配甘草，酸甘化阴，缓肝急而止腹痛，生姜温胃散寒，大枣补脾益气，炙甘草益气和中。六药合用，使中气强健，阴阳气血生化有源，故以"建中"名之。值得注意的是，顾护胃气，不仅体现在保护胃阳，也体现在滋养胃阴，阳明病提纲证云"阳明之为病，胃家实是也"，"胃家实"是仲景对阳明病热证，实证病理机制的高度概括，邪入阳明，多从燥化，故病变以里实热为特征，有热证和实证两种，热则伤津，伤津则胃燥，胃燥则腑气不通，故出现身热汗出、口渴烦躁、腹胀满疼痛等表现，此时"胃津伤"是主要矛盾，保养胃津乃当务之急，阳明热证用白虎汤清热生津，阳明实证用承气汤急下存阴。到了清代，吴鞠通在《温病条辨》中创立五加减承气汤，更是承秉了仲景的学术渊源，将顾护胃气的理论用到了极致。"存一分津液，便有一分生机"，这一温病治疗过程中的指导原则，正是来源于张仲景的顾护胃气思想。在用药方面，《伤寒论》中很多方配有补中益气药物，以生姜、甘草、大枣突出，所载的112 个方中，用顾护胃气之药，生姜、大枣之其中一味、二味或三味配伍的方剂就有 69 方，约占 61.6%；用甘草、生姜、大枣配伍组成的方剂有 28 方，约占 25%。配用甘草者多达 60 多方，使用频率极高，居生姜、大枣之前，而且皆用炙甘草，可见是取其补气益胃之功，生姜辛微温，为益脾胃、散风寒、止呕之圣药，既可补脾胃之气，又可防服药后发生呕吐。大枣多与甘草、生姜配用，取其纯甘之味，以健脾益气为主，尚有配粳米、人参以顾护胃气者。参、草、枣也常作为药对出现，如半夏泻心汤、黄连汤、旋覆代赭汤、小柴胡汤中均用其补中健脾，这也反映了张仲景重视胃气的观点。值得深思的是，四方均为治中焦病，一般医家都解释为这三味药扶正与祛邪，齐鲁伤寒名家姜建国教授认为扶正与驱邪，往往不是并列关系，而是因果关系，即以扶正为手段达到驱邪的目的。姜教授认为四方的治疗主旨有所区别：半夏泻心汤通过补中健脾，运化痰湿，畅达气机，即通过扶正以泻心消痞；黄连汤通过补中健脾以升降气机、交通上下，即通过扶正以消除寒格；旋覆代赭汤通过补中健脾、运化痰湿、调畅气机，即通过扶正以和胃降逆；小柴胡汤通过补中健脾，以畅达枢机、和解表里，即通过扶正以祛邪，这是在顾护胃气之外中的另一层深意。

四、煎法调护

在煎药方法上，既要使药物发挥最大药效，又要顾护胃气。有煎药时加米汤煎，加姜、枣、蜂蜜等，有去滓再煎，有先煎等，皆体现张仲景顾护胃气的思想。先煎去上沫：在《伤寒论》中含有麻黄的方剂有 20 余首，所有应用麻黄的方剂都要"去上沫"，历代医家认为麻黄先煎去沫可降低其悍烈之性，如陶弘景云"麻黄用之先煮一二沸，去上沫，沫令人烦"，方有执言"必须先煮掉去上沫者，恐令人烦。以其轻浮之气过于引气上逆也"，西医学发现沫中主含麻黄碱，其量大可致大汗、烦躁、恶心等副作用，可见，麻黄先煎上沫，既能消散麻黄的升散温燥之性以防止过汗伤阳，又可取其峻烈之势以免药后心烦。如先煎蜀漆就是为了减低其致呕的副作用，以免伤正而起到"保胃气"的作用等；"去滓再煎"就是煮取药物后把药渣倒掉，然后再把药液加热浓缩的煎煮方法。《伤寒论》中共有 7 个方子，它们是半夏泻心汤、生姜泻心汤、甘草泻心汤、旋覆代赭汤、小柴胡汤、大柴胡汤和柴胡桂枝干姜汤，对去滓再煎的描述为"以水一斗，煮取六升，去滓，再煎取三升"，其中前 4 个方子是和解中焦上下之枢机的，后 3 个方子是和解表里少阳之枢机的，也就是后世所说的"和解剂"。方剂的组方有一个共同的特点，那就是寒热并用、攻补兼施，以和为纲，王子接曰："去滓再煎，恐刚柔不相济，有碍于和也"，再煎可使药性和合，以避药性不和伤及脾胃。且七方多对应的症状均有胃不受纳的表现，或为干呕不能食，或为噫气，再煎可使药物浓缩，使药减而效不减，如此便可减轻脾胃的受纳负担，避免服药过多而致脾胃不适；煎服时加粳米、枣、蜂蜜等味甘之品，白虎汤、桃花汤、竹叶石膏汤等方中均用粳米，煎法中白虎汤，竹叶石膏汤方后注云"煮米熟"，桃花汤云"煮米令熟"，粳米味甘入脾胃二经，可调和胃气，保存胃津；在《本草纲目》中蜂蜜有"和营卫，润五脏，通三焦，润脾胃"之功，大陷胸丸和猪肤汤在煎服过程中均用到了蜂蜜，使用白蜜功用有三：一是缓和药性，可缓大陷胸丸中甘遂末之峻烈之性；二是甘缓矫味止痛，可用于矫猪肤汤的味道，使药物便于服用，可以减轻咽痛症状，三是甘味药补中，可顾护胃气，体现了《伤寒论》顾护胃气的重要思想。

五、服法调护

《伤寒论》服药方法中，温服是最常见的服药方式，温服和胃益脾，能减轻刺激，一般汤剂宜温服，特别是对胃肠道有刺激性的药物，如瓜蒌仁、乳香等。像麻黄汤、桂枝汤、竹叶石膏汤的"温服"，调胃承气汤的"少少温服之""温顿服之"，伤寒112方有97方在方后注有"温服""温顿服""少少温顿服""温进一服""分温再服"等温服方法，其旨不在攻下而在和胃，是仲师顾护胃气的具体体现。此外，"少少与"启示：病后无论是饮水或是饮食，要少少增加，以助胃气渐复，即所谓"补不可以求速效也"。白饮和服：白饮即米汤，有内充谷气之功，正如《素问·脏气法时论》曰："毒药攻邪，五谷为养"，《伤寒论》中散剂多以白饮和服，有三物白散、四逆散、五苓散、半夏散及汤、牡蛎泽泻散五方，柯琴在《伤寒论注》中提出"白饮和服者，甘以缓之，取其留恋于胸，不使速下耳，散其结塞，比'汤以荡之'者更精"，白饮和服不仅顾护胃气，且取之甘缓补中之意，这是顾护胃气的思想体现。药后啜粥：12条桂枝汤证方后注中"服已须臾，啜热稀粥一升余，以助药力"。置米于釜，煮之使糜烂者谓之粥，米粥性味甘平，具有止烦止渴、濡养脾胃之效，更有利于脾胃虚弱者的消化吸收。也是顾护胃气的佳法，徐灵胎云："桂枝本不能发汗，故须助以热粥。《内经》云'谷入于胃，以传于肺'，肺主皮毛，汗所从出，啜粥充胃气，以达于肺也。"理中丸服后"啜热粥一升余"，服十枣汤后"得快下后，糜粥自养"，啜热稀粥，助药力，不但易酿汗，更使脾胃健而脏腑强，使已入之邪不能少留，将来之邪不能复入；药不尽剂，中病即止：《伤寒论》在辨证论治的前提下，用药并不猛攻，而是攻而不过，中病即止，严防过剂伤中。尤其是攻下剂，用药后严密观察患者的反应，使攻邪之品驱邪而不伤正。这也是顾护胃气的体现。发汗剂麻黄汤、桂枝汤、葛根汤、大青龙汤诸方后注云"一服汗者停后服"，涌吐剂瓜蒂散方后注云"得快吐，乃止"，攻下剂三承气汤、大陷胸汤方后注云"得下余勿服"，过汗、吐、下均容易损伤胃气，这些都说明攻下驱邪要中病即止，不能攻伐正气而伤及正气，在这里主要是指胃气；因人而异，弱者减量：脾胃虚弱者用药更要注意药量以防止伤胃气，如280条说"太阴为病，脉弱，其人续自便利，设当行大黄、芍药者，宜减之，以其人胃气弱，易动故也"，胃气已弱，不能再进一步损伤胃气，要减轻剂量或者更换药物。152条十枣汤证方后说："上三味等份，各别捣为散，以水一升半，先煮大枣肥者十枚，取八合，去滓，内药末，强人服一钱匕，羸人服半钱，温服之，平旦服，若下少病不除者，明日更服，加半钱。得快下利后，糜粥自养。"十枣汤用芫花、甘遂、大戟三味峻下药，恐其伤胃气采用大枣煮汤同服，且剂量根据病人体质强弱而有大小之分，取效后更以糜粥自养，唯恐虚不胜药，伤人胃气。三物白散方后注云"强人半钱匕，羸者减之"也是此意。

六、瘥后调护

《伤寒溯源集·瘥后诸证论治》曰："大病新瘥，如大水浸墙，水退墙酥，不可轻犯。"大病后所损之阴精阳气难以一时全复，且久病初愈，脾胃之气亦弱，故须以调补后天脾胃为法，《伤寒论》尤其重视药后调护，如398条："病人脉已解，而日暮微烦，以病新瘥，人强与谷，脾胃气尚弱，不能消谷，故令微烦，损谷则愈。"论病瘥当注意饮食调养，"心中微烦"是由于脾胃之虚阳消化能力弱，食积而生热，上扰神明所致，并非素食停滞，从饮食调养来辅助脾胃，扶助正气，并不单看药物，体现了护治病要注意人体的自我修复能力的思想。大病初愈时脾胃运化功能较弱，尚未恢复，宜适当减少饮食，无犯"饮食自倍，肠胃乃伤"之诫。

七、总结

《伤寒论》开启了临证顾护胃气的先河，奠定了后世脾胃学说的基础。临床诊疗疾病，常把"顾护胃气"作为要则之一。诚如《景岳全书·杂证谟脾胃》说："凡欲察病者，必须常顾胃气，胃气无损，诸可无虑。"《伤寒论》顾护胃气的思想有三层深意，即保胃阳，护胃阴，补胃气。防止攻伐过度伤及胃气，理法方药，煎服方法及病后调护，时时以顾护胃气为要，对于疾病的诊疗以及预防调护有重要的指导意义。

（仪凡　王诗源）

参考文献

［1］冯兴志.《伤寒论》中"胃气"的涵义［J］.中医药信息，2013，30（06）：7-8．

［2］朱凯媛.论《伤寒论》保胃气思想及其在风湿病中的应用［J］.环球中医药，2017，10（02）：191-193．

［3］阳国彬，刘玉芳.《伤寒论》"保胃气"思想在恶性肿瘤治疗中的价值初探［J］.甘肃中医药大学学报，2016，33（04）：32-34．

［4］阳国彬，刘玉芳.《伤寒论》"保胃气"思想在再生障碍性贫血治疗中的价值初探［J］.广西中医药大学学报，2015，18（04）：102-103．

［5］王振涛，曾垂义，韩丽华.论《伤寒论》保胃气思想及其在临床辨治中的应用［J］.中华中医药杂志，2013，28（03）：731-733．

［6］郝迎旭.论《伤寒论》的保胃气思想及其临床意义［J］.现代中医临床，2015，22（01）：5-8，12．

［7］张秀芬，任小娟.论《伤寒杂病论》保胃气思想及临证意义［J］.四川中医，2013，31（08）：25-27．

［8］方春平，刘步平，朱章志.《伤寒论》中"胃气"思想在病脉辨证中的运用［J］.浙江中医药大学学报，2014，38（08）：948-950．

［9］庞景三.《伤寒论》胃气观点初探［J］.河南中医，1981，6：7．

［10］贾秋颖.《伤寒论》中的顾护胃气原则［J］.中国民间疗法，

2014，22（05）：5-6．

［11］刘美荷.《伤寒论》中顾护胃气的学术思想［J］.中国中医药信息杂志，2003，9（10）：103-104．

［12］姜建国.伤寒一得［M］.北京：中国中医药出版社，2015：429．

［13］康玉华，王宝家，徐由立，等.《伤寒论》煎服法中的脾胃观探析［J］.亚太传统医药，2015，11（16）：2-3．

［14］陈楚为.从煎服法探讨《伤寒论》的"保胃气"思想［D］.北京中医药大学，2013．

［15］樊讯.浅谈《伤寒论》中方剂的常见煎法［J］.求医问药（下半月），2013，11（2）：85．

［16］李鹏举，薛艳品.从《伤寒论》"少少与"浅谈仲景"护胃气"思想［J］.中国中医药现代远程教育，2017，15（06）：58-59．

［17］柯琴.伤寒来苏集.伤寒论注［M］.上海：上海科学技术出版社，1959：132．

［18］黄晓芬，李娟，李金田，等.论《伤寒论》保胃气思想［J］.陕西中医药大学学报，2016，39（01）：112-113，129．

［19］钱璜.伤寒溯源集［M］.上海：上海科学技术出版社，1959：132．

桂枝汤归属问题之我见

《伤寒论》中桂枝汤以其发汗解肌为由，长久以来作为辛温解表的代表方剂，所治病证也不仅为太阳表证。和法作为中医治疗八法之一，初次提出于程钟玲，而在《广瘟疫论》中被指出："寒热并用之谓和，补泻合剂之谓和，表里双解之谓和，平其亢厉之谓和。"从而将和法理论更具体化。在学习过程中，也认识到桂枝汤的归属存在争议，便结合张仲景应用桂枝汤相关记载，从方药配伍机制、药后调护、病机证候等论述桂枝汤中"和"思想的具体存在，也提出自己的见解，论证桂枝汤应归属于和解剂。

一、营卫之间的绝对失衡

《伤寒论》第12条指出："太阳中风，阳浮而阴弱。阳浮者，热自发，阴弱者，汗自出。啬啬恶寒，淅淅恶风，翕翕发热，鼻鸣干呕者，桂枝汤主之。"此为桂枝汤证原文，其中明确指出"阳浮阴弱"为太阳中风证基本病机。阳浮即卫阳浮盛，阴弱即营阴亏虚。营者原为水谷之精所生，汗自出而致汗源渐衰；卫者乃水谷悍气所化，外邪侵袭致其开合功能失司，因此营卫二者均失其功能，桂枝汤临证重在复阴和阳。如《范中林六经辨证医案》记载："服药后……尚有轻微发热，病仍在太阳。服麻黄汤后，发热恶寒皆减，但现身汗出，脉微缓，营卫失和之象。法宜通阳解表，调和营卫，以桂枝汤加味主之。"而通过现代临床应用观察，章浩军也指出桂枝汤适用于气血不和引起的皮肤病及妇科疾病、营卫不和引起的汗出异常病证、阴阳失调引起的心烦失眠，均体现桂枝汤重在调和，使不相协调的两者各复其职。

二、营卫之间的相对失衡

原文 53 条记载："病常自汗出者，此为荣气和，荣气和者，外不谐，以卫气不共荣气谐和故尔。以荣行脉中，卫行脉外，复发其汗，荣卫和则愈。宜桂枝汤。"营卫两者，一者行于脉中，一者行于脉外，二者相互依存、相互协调，然而卫气病变，固守之职失司，则营阴从内而外泄，此乃言"卫气不共荣气谐和"的营卫失和病机。第 54 条云："病人脏无他病，时发热自汗出，而不愈者，此卫气不和也。先其时发汗则愈，宜桂枝汤。"与上述同属卫气不和而致营卫失和。看此证，则是由于卫气失和引起的，然而仲景处以桂枝汤，在调和卫气的同时又兼顾营气，使两者逐渐协调，不致卫气过盛或卫气不足无法平衡营气的病理现象。

三、组方中的调和营卫气血观

首先，桂枝汤中桂枝辛温，以发汗解肌为要；芍药酸苦，奏敛阴和营之功。一者辛散，一者酸敛，再佐以甘味炙甘草，使辛甘发散为阳、酸苦涌泄为阴。阳气盛则卫外之功显著，阴液复则汗出有源，才使营卫相和，阴阳同调。而现代考证也指出《伤寒论》中芍药应为白芍，《本草正义》曰："益阴养血，滋润肝脾，皆用白芍。"故白芍又兼养血之功，合桂枝温补之性，二者共奏调和气血之效。其次，生姜辛散，合桂枝辛温，以增解表之力；大枣味甘在补，合白芍以滋阴养血。大枣归脾、胃、心经，《长沙药解》云："大枣，补太阴之精，化阳明之气……疗脾胃衰损，调经脉虚芤。其味浓而质厚，则长于补血，而短于补气……大枣之补土，补血以化气也，是以偏补脾精而养肝血。"大枣与辛散味生姜相伍，专行脾之津液而和营卫，乃《本草经读》云："仲景桂枝汤等，生姜与大枣同用者，取其辛以和肺卫，得枣之甘以养心营，合之能兼调营卫也。"

又如《金匮要略·血痹虚劳病脉证治》云："夫失精家，少腹弦急，阴头寒，目眩发落，脉极虚芤迟，为清谷亡血失精……男子失精，女子梦交，桂枝龙骨牡蛎汤主之。"此证乃阴阳气血皆衰、阴阳失于交泰之候，理应用人参、黄芪、当归等专补之品，而仲景却用桂枝汤加龙骨、牡蛎，意在补其阴阳气血之虚、滋阴潜阳，使阴阳交泰。这明显体现桂枝汤调和营卫气血之功妙用之处。

四、组方中的调和表里观

太阴病第 276 条中："太阴病，脉浮者，可发汗，宜桂枝汤。"此证为太阴表证，兼见病人脉浮之象，但又有太阴脾虚症状，即里证存在，应判定为表里同病，因此其治则在于表里双解。因此仲景治用桂枝汤可见桂枝汤并非单有补益之功，乃借用药物配伍中辛甘发散解表、酸苦涌泻补阴的功用，以温补脾胃和营卫，扶助正气驱邪外出，达到表里双解的治疗目的。《医方考》总结云："桂枝味辛甘，辛则能解肌，甘则能实表，经曰：辛甘发散为阳，故用之以治风；然恐其走泄阴气，故用芍药之酸以收之；佐以甘草、生姜、大枣，此发表而兼和里之意。"

五、服药后的防治"失和"观

在桂枝汤服法中，仲景指出："服已须臾，啜热稀粥一升余，以助药力。"对于啜粥作用，董旭指出其具有助药力、健脾养胃、固护正气、解毒等四个方面的功效，因此借粥之效，以补益脾胃，填充汗源，防汗出伤正气，达到阴阳同调之效。其次，仲景还指出："温覆令一时许，遍身微似有汗者益佳，不可令如水流漓，病必不除。如一服汗出病瘥，停后服，不必尽剂。若不汗，更服依前法。又不汗，后服小促其间。"稍加衣被，乃助桂枝、生姜、甘草辛散解表发汗之力，但并非汗出越多越好，因此仲景提出了循序渐进的发汗规则，即病人不发汗就再服桂枝汤，直到最终微汗出为宜，即所谓正常汗出，此乃仲景追求阴阳相合、营卫同调的外在表现。

六、桂枝汤归属补益剂观点商榷

在中国知网中以"桂枝汤归属"为检索词检索，并未发现2000 年后对桂枝汤作为解表剂的相关论述，可见各学者正统一桂枝汤不应归属解表剂的观点。而对于桂枝汤归属补益剂而言，仍尚有争论。

第一，桂枝汤病证定性狭窄。谢宛君指出：桂枝汤证为营卫不和、外邪侵犯而致表虚证，虚证就用补法。然而通过上述剖析，桂枝汤证还有里证，即表里证共存，并且指出其治法是通过扶助正气、调和营卫以解表邪，认为桂枝汤具有调理脾胃、化气生血、调和营卫的功效而归属于补益剂。然而方剂学教材中明确提出："凡具有和解少阳、调和肝脾、调和寒热等方剂统称为和解剂。"可见上述见解中已明确桂枝汤的调和作用，理应归属和解剂，而非补益剂之说。《伤寒论》29 条指出："伤寒脉浮，自汗出，小便数，心烦，微恶寒，脚挛急，反与桂枝，欲攻其表，此误也。得之便厥。"可见，对于营阴亏虚的病人，桂枝汤会耗伤阳气，出现四肢不温现象，因此马家驹认为桂枝不能用于阴气虚竭之人或阴阳气俱不足之人，同时桂枝也就不具有补中益气之效。

第二，药物配伍作用认识较单纯。穆东升认为"桂枝汤是通过温通卫阳、补充阴液而达到解表之功"，通过补益在前、解表在后而判定为补益剂。而对于桂枝汤药物配伍中，既有桂枝、炙甘草、生姜辛散解表治表证，又有芍药、炙甘草、大枣温补营阴助汗源治里证，因此上述单纯论述药物补益的效果，而未系统阐述方药之间的配伍功效，以此作为方剂归属问题评判标准，笔者尚觉欠可。医家言"方从法出"，仲景也是依照营卫失和的基本病机组方为桂枝汤，而非看中药物补益的功效，所以并没有其他专补气、补阳、补阴的药物，比如人参、黄芪、党参、麦冬、地黄等，而用桂枝、芍药、生姜、大枣、炙甘草五者配伍应用，其基本治法在于温阳气补阴液，使营卫调和、表里双解，应归属于和解剂。

桂枝汤的归属问题虽然一直存在争议，也并未达到统一的认识，但目前来看归属于和解剂是比较合理的解释。因此桂枝汤具有调理脾胃、调和营卫、同调气血的作用，适用于太阳病表证、表里同病等营卫失和的病证。

（罗伟康　王诗源）

参考文献

［1］汉·张仲景述，钱超尘等整理.伤寒论［M］.北京：人民卫生出版社，2005：1-195.

［2］章浩军，范文东，林麟.《伤寒论》桂枝汤证理论探析与临床实践［J］.国医论坛，2010，25（02）：4-5.

［3］李飞腾，陈海燕.也论桂枝汤的主治与应用［J］.国医论坛，2000，（06）：8-9.

［4］董旭.张仲景用粥探析［J］.河南中医，2016，36（01）：3-4.

［5］谢宛君，李晓菲，陈凯佳.桂枝汤归属初探［J］.亚太传统医药，2015，11（11）：59-60.

［6］李冀.方剂学［M］.北京：中国中医药出版社，2012：1-285.

［7］马家驹，冯世纶，谷晓红.《伤寒论》大青龙汤表里双解治法探析［J］.国医论坛，2013，28（04）：7-8.

［8］穆东升.桂枝汤归属问题的理论探讨［J］.光明中医，2010，25（04）：708.

对《伤寒论》炙甘草气味配伍的认识

炙甘草，性味甘、温、平，以其"调和诸药"被诸多医家广泛应用。而经方之书《伤寒论》中用甘草者达一百二十首，《本经疏证》言："此非甘草之主病多，乃诸方必合甘草，始能曲当病情也。"何以诸方合甘草，《汤液本草》解释说："盖甘之味有升降浮沉，可上可下，可内可外，有和有缓，有补有泄，居中之道尽矣。"由此可见，炙甘草性味甘缓，并不局限于能和能补，且兼有佐制辛散、佐制苦泻、佐制酸收、佐制咸软之效。据统计可知，《伤寒论》诸方中配伍炙甘草者共计101首，涉及的功效有补益、解表、和解、清热、理血、理气、泻下、温里、祛痰、祛湿、涌吐、治风、治燥、固涩、安神15类，其应用不可谓不广泛。因此，在学习《伤寒论》之后，为了理解炙甘草配伍的规律，笔者从气味配伍的角度出发，从辛甘、酸甘、苦咸甘、辛苦甘四组性味进行分析，进一步学习炙甘草的配伍应用。

一、辛甘配伍——辛甘化阳

"辛甘化阳"概念在金代成无己《注解伤寒论》中首次提出，理论渊源可追溯到《素问·至真要大论》"辛甘发散为阳"，理论基础则由王好古阐释："夫气者天也，温热天之阳；寒凉天之阴，阳则升，阴则降；味者地也，辛甘淡地之阳，酸苦咸地之阴，阳则浮，阴则沉。"认为性味辛、甘，气属温热者，多为升浮之品。

《伤寒论》第35条麻黄汤证，是卫阳被遏反致"无汗而喘"，故用麻黄辛温发汗，佐以炙甘草，调和诸药且补中滋汗源以助卫阳，是故人体阳因而上，营卫才能和合，疾病随汗出则愈。《伤寒论》第68条桂枝甘草汤证中，汗多则血伤，血伤则心虚，心虚则动惕而悸，故叉手自冒心，欲得按也。对此，《伤寒论条辨》解释：桂枝走阴，敛液宅心，能固疏慢之表；炙甘草缓脾，和中益气，能调不足之阳，则二物为方，能收阴补阳之为用也。正所谓"阳施正气，万物方生；阴为主持，群形乃立"，阴平阳秘，精神乃至。《古今选注》也表示桂枝复甘草，乃是辛从甘化，二者辛甘化阳，其力专纯，以补心之阳。

二、酸甘配伍——酸甘化阴

《素问·至真要大论》指出"酸苦涌泻为阴"，吴鞠通在《温病条辨》中记载"复胃阴者，莫若甘寒；复酸味者，酸甘化阴也"，首次提出"酸甘化阴"的概念，成无己言"酸以收之，甘以缓之，故酸甘相和，用补阴液"，明确了酸甘味药物相合作用偏向于滋阴养血。

在《伤寒论》中，酸味药与甘味药的配伍代表当属芍药与炙甘草。第29条："伤寒脉浮，反与桂枝汤，欲攻其表，此误也……若厥愈足温者，更作芍药甘草汤与之，其脚欲伸。"本证阳气已复，阴气衰微，阴生则两脚自伸矣，《金匮要略》指出"夫肝之病，补用酸，助用焦苦，益用甘味之药调之"，此因酸入肝，肝虚当补之以本味，故用酸味芍药入肝经，能敛阴生津；《难经·十四难》所言"损其肝者缓其中"，故以甘味炙甘草入脾胃经，能调和中气、缓肝和脾也，二者一敛一滋，敛者能防气血阴液耗散，补者以滋气血生化之源。

三、苦咸甘配伍——缓下和胃

历代医家对苦咸甘配伍没有明确理论，然而苦咸味药与炙甘草配伍在《伤寒论》中却以大承气汤与调胃承气汤最为典型，调胃承气汤中配伍炙甘草，其方名也冠以"调胃"为首，区别于大小承气汤命名。热淫于内治以咸寒，火淫于内治以苦寒，而对于大承气汤，大黄、芒硝两味并举，则攻热泻火之力备矣，因此大承气汤主治阳明实热重证；调胃承气汤非若大承气汤重于攻下也，而偏于泻胃热，佐以炙甘草甘缓之，调停于大黄、芒硝之间，加之温服法，使其药力不峻则不能速下，反致缓下和胃。

四、辛苦甘配伍——斡旋中焦

据统计，《伤寒论》中和解剂共 16 首方，9 首配伍炙甘草，占 56.25%。其中代表为《伤寒论》中第 149 条半夏泻心汤证、157 条生姜泻心汤证、158 条甘草泻心汤证。三泻心汤中经典治法为"辛开苦降法"，此指辛寒与苦热两种性味截然相反的药物配伍于一个处方中，产生的是原来单味药物不具备的一种新的整体功能，拓展了主治范围。

三方中黄芩、黄连苦寒入心，以降阳而升阴也；半夏、干姜辛热以走气分，而分阴行阳也；炙甘草、人参、大枣甘温，补中而交阴阳，通上下也，正如《金匮要略心典》解释"是虽三焦俱病，而中气为上下之枢，故不必治其上下，而但治其中"。此乃后世所言"辛开苦降法配伍炙甘草可斡旋中焦，其地位不可忽视"。同时，配伍芍药甘草的小建中汤也体现此原则，《金匮要略心典》表示此方甘与辛和而生阳，酸得甘助而生阴，阴阳相生，中气自立。

《伤寒论》中炙甘草拥有"十方九草"之说，在之前学习《中药学》时，也讲到甘草调和诸药的"万能功效"，但其配伍也应该是遵循一定的规律，并不是所有组方中均配伍应用。中药四气五味是中医药理论的重要组成部分，是中药防治疾病的主要特色，同时临床上又有阳证、热证、阴证、寒证及寒热错杂等证型，而四气五味配伍的目的就是利用中药药性之偏性，调节机体阴阳之偏性以达到阴阳之间的相对平衡，使疾病痊愈，也是笔者选择这个角度来分析炙甘草的主要原因。

（罗伟康　王诗源）

参考文献

［1］成无己. 注解伤寒论［M］. 北京：人民卫生出版社，1972：1-65.

［2］王景霞，杨旭，张建军，等．基于气味理论的酸甘化阴法本质探析［J］．中华中医药杂志，2016，31（6）：2076．

［3］马玉芳，龙一梅，李遇春．辛开苦降法探析［J］．浙江中医杂志，2005，41（2）：67-68．

［4］刘群，杨晓农．中药四气五味的现代认识［J］．西南民族大学学报·自然科学版，2006，32（5）：981．

［5］管竟环．植物类中药四性机理研究［J］．中国医药学报，1990（8）：12-14．

《伤寒杂病论》"烦"与"疼"关系之"阳气怫郁"说及其临床意义探讨

"烦"是《伤寒杂病论》中的一个常见症状,仅在《伤寒论》中共有76条提到"烦",其中以"烦"字描述疼痛的条文据张林统计有12处,涉及经方共5个:柴胡桂枝汤、桂枝附子汤、甘草附子汤、麻黄加术汤和白虎加桂枝汤。笔者统计整理"烦"字描述疼痛的条文共12条,涉及经方共9首,详见表1。所涉条文其中在《伤寒论》中主要分布于太阳病篇,在《金匮要略》中主要分布于痉湿暍与水气篇。其病机多与风、寒、湿邪阻滞经气,阳气怫郁有关,故现以"阳气怫郁"说探讨《伤寒杂病论》中"烦"与"疼"之关系并就其临床意义进行阐述。

表1 《伤寒杂病论》中"烦""疼"相关条文列表

"烦""疼"表述	出处	经方
关节疼痛而烦	太阳病,关节疼痛而烦,脉沉而细(一作缓)者,此名湿痹	/
肢节烦疼	伤寒六七日,发热微恶寒,肢节烦疼,微呕,心下支结,外证未去者,柴胡桂枝汤主之	柴胡桂枝汤
骨节疼烦	风湿相搏,骨节疼烦,掣痛不得屈伸,近之则痛剧,汗出短气,小便不利,恶风不欲去衣,或身微肿者,甘草附子汤主之	甘草附子汤
湿家身烦疼	湿家身烦疼,可与麻黄加术汤发其汗为宜,慎不可以火攻之	麻黄加术汤
身体疼烦	伤寒八九日,风湿相搏,身体疼烦,不能自转侧,不呕不渴,脉浮虚而涩者,桂枝附子汤主之	桂枝附子汤

"烦""疼"表述	出处	经方
身疼……而烦	湿家病身疼发热，面黄而喘，头痛鼻塞而烦，其脉大，自能饮食，腹中和无病，病在头中寒湿，故鼻塞，内药鼻中则愈（《伤寒论》19条）	/
骨节疼烦	温疟者，其脉如平，身无寒但热，骨节疼烦，时呕，白虎加桂枝汤主之	白虎加桂枝汤
烦惊……一身尽重	伤寒八九日，下之，胸满烦惊，小便不利，谵语，一身尽重，不可转侧者，柴胡加龙骨牡蛎汤主之	柴胡加龙骨牡蛎汤
四肢酸疼，手足烦热	虚劳里急，悸，衄，腹中痛，梦失精，四肢酸疼，手足烦热，咽干口燥，小建中汤主之	小建中汤
四肢苦烦	寸口脉浮而缓，浮则为风，缓则为痹。痹非中风，四肢苦烦，脾色必黄，瘀热以行	/
身疼痛，不汗出而烦躁	太阳中风，脉浮紧，发热恶寒，身疼痛，不汗出而烦躁者，大青龙汤主之。若脉微弱，汗出恶风者，不可服。服之则厥逆，筋惕肉瞤，此为逆也	大青龙汤
身疼重，烦躁	若身重，汗出已辄轻者，久久必身瞤。瞤即胸中痛，又从腰以上必汗出，下无汗，腰髋弛痛，如有物在皮中状，剧者不能食，身疼重，烦躁，小便不利，此为黄汗，桂枝加黄芪汤主之	桂枝加黄芪汤

一、"烦疼"或"疼烦"的含义

"烦"症可见《伤寒杂病论》中诸多条文，理解"烦"字的正确意义对探求"疼烦"或"烦疼"的含义大有裨益。其一，"烦"与情志有关，指"心烦""烦躁"。《伤寒论研究大辞典》中的解释：烦，症状名，指自觉心中发烦，精神不安，多与躁并见……参见心烦、胸烦、烦躁、虚烦。《素问·逆调论》言："阴气少而阳气胜，故热而烦满也。"此处表明了心烦、烦躁的病机与阳热有关。其二，"烦"表示"火热"。成无己《伤寒明理论》言，"烦者，热也，又有烦痛，即是热痛。又有烦渴，即是热渴也"，"至于胸中烦，心中烦，内烦，虚烦，皆以烦为热"。据陈氏考察，《伤寒论》中因里实热致烦者达 46 条，占烦症的 60%。其三，"烦"包含"疼痛"的意思。《说文》："烦，热头痛也。""烦"字由"火"与"页"组成，"火"表明烦与火热相关，"页"表示与头部有关。总而言之，《伤寒杂病论》中的"烦"与热、疼有密切的关系。

"烦疼"或"疼烦"中的"烦"则是形容疼痛的性质，如钱璜所言："四肢烦疼者，言四肢酸疼而躁扰无措也。"（《伤寒溯源集·卷八》）《伤寒杂病论》中的"烦疼"或"疼烦"应是一种疼痛且心中躁扰不宁的状态。烦躁症状的出现，虽由疼痛引起，但与火热亦有密切关系。陈海勇认为此"烦"乃由"疼"引起，意为"疼痛而不可名状之意"，不同于一般的心神受扰而"烦"，并认为其病机仍为风寒湿邪。

二、"烦"与"疼"关系之"阳气怫郁"说

（一）阳气怫郁的概念

"阳气怫郁"理论是刘完素火热论的重要组成。"郁，怫郁也。结滞壅塞气不通畅。所谓热甚则腠理闭密而郁结也。"六气太过，影响玄府闭塞，因而阳气不得宣发，郁极化生火热，产生多种火热病，阳气的作用是"卫外而为固"，张仲景尤其注重阳气的生理病理状态，外邪侵犯人体，若人体阳气固密，则人不受邪或感邪后自愈；若邪气阻滞太阳经气，则出现"头项强痛、恶寒"等症状，而桂枝汤、麻黄汤治疗的最终目的就是驱散寒邪，使太阳经阳气恢复通利的状态；若素体阳盛阴衰，或误治之后，邪气入里化热，阳热充斥机体内外，则发为阳明经证，阳热郁结于里，则发为阳明腑证；若阳气较为不足，则邪气直犯半表半里，与正气

相搏，邪气胜则寒，阳气胜则热，邪正相持，则寒热往来发为少阳病；若阳气相对不足，则发为三阴病，如《伤寒论》第7条言："无热恶寒者，发于阴也"，不发热既是阳气衰弱病机的体现。《素问玄机原病式》中刘完素尤其强调火热邪气的致病作用，认为风、寒、湿、热等邪气皆可导致火热病的发生，后世医家将其归纳为"六气皆从火化"，而"阳气怫郁"是六气化火的关键阶段。如刘完素以"平人冒极寒而战栗"为例，阐释当人体感受寒邪，寒性收引导致腠理闭密，阳气不得散越而郁遏于内，可出现战栗的火热症状，属于"阳气不能散越，则怫热内作故也"。

（二）"阳气怫郁"导致"烦"与"疼"

《伤寒杂病论》中的"烦"与"疼"症状同时出现的条文，主要分布于太阳病、痉湿暍病与水气病篇。其中痉湿暍病中的麻黄加术汤、桂枝附子汤和甘草附子汤证皆由感受风、寒、湿、热邪所致，因临床上风、寒、湿邪多相兼侵犯人体，刘完素提出"外冒于寒，而腠理闭密，阳气郁结，怫热内作"，认为人体感受寒邪，寒主收引凝滞，束于皮毛之间，腠理闭塞，阳气怫郁于内无以散越，故出现热象，故疼烦或烦疼都有关节局部有热象或者阳气怫郁之阳热瘀滞病机。

（1）《伤寒论》中烦躁与身疼痛症状同时出现最典型的应是大青龙汤证，此证是由于寒邪闭表过重，同时病人阳气壮盛，阳气因过重的寒邪郁遏体表而不得宣泄，体表失于温煦而出现疼痛；阳气怫郁，热扰心神，而出现烦躁的表现。

（2）柴胡桂枝汤是伤寒六七日，病邪入于表里之间的少阳，而太阳表证未罢，仍有发热恶寒、四肢关节疼痛的症状，少阳之火被郁在里，郁而求伸，则出现"心烦喜呕"的少阳病表现，此证柴胡桂枝汤太少两解，使少阳被郁之阳气恢复枢转。

（3）少阳病若经热药误下，则使被郁之少火更加郁结于里，阳气不通于外则出现"一身尽重，不可转侧"，实为身疼痛症状的加重表现，如尤在泾言："一身尽重不可转侧者，阳气内行于里，不荣于表也。"烦躁症状也加重为"胸满烦惊""谵语"，治以柴胡加龙骨牡蛎汤行阳气，逐里热，安精神。

（4）《金匮要略》中黄汗病之桂枝加黄芪汤则是由于湿性黏滞，更易阻遏阳气所致，黄汗病因湿邪郁遏体表，阳气不得宣畅，郁而化热，湿热交蒸互郁，导致汗液发黄为特点。黄汗病"两胫自冷"是由于阳气被遏不能温煦梢节，身重汗出减轻是由于汗出后阳气暂时得以宣通，阳气郁于里则烦躁，湿热闭于下则小便不利，此证治以桂枝加黄芪汤，尤在泾《金匮要略心典》注曰："桂枝、黄芪亦行阳散邪之法。"

（5）《金匮要略》中所论述的温疟病之白虎加桂枝汤证也有"骨节疼烦"的表现，《素问玄机原病式·寒类》言："阳气极甚而阴气极衰，则阳气怫郁；阴阳偏倾而不能宣行，则阳气蓄聚于内，而不能营运于四肢，则手足厥冷，谓之阳厥。"表明单纯阳热偏盛也会导致阳气蕴结于里，不能温煦四肢梢节，出现手足厥冷的症状，四末失于温煦则会疼痛，遇冷加重。阳气蕴结于里，热扰心神则会心烦，《伤寒论》219条白虎汤证就有身重、谵语的症状。

（6）小建中汤证之烦则提示其热邪为患，所谓"烦者，热也"，因阴血不足而致阳气相对偏亢，正如黄元御《伤寒悬解》曰："相火升炎，消烁心液，故生烦扰。"小建中汤证为肝经木旺则伤脾，脾阳郁而化热致烦热、四肢酸疼，方中用桂枝三两，《长沙药解》："桂枝温散发舒，性与肝合，得之脏气条达，经血流畅，是以善达脾郁。"桂枝可达被郁之脾阳。此外，《注解伤寒论》言"桂枝、生姜之辛，以行荣卫"，小建中汤证中经血滞涩、运行不畅，桂枝助阳行气，温通心脉。

三、"烦""疼"之"阳气怫郁"说的临床意义

综上所述，《伤寒杂病论》中"烦""疼"相关条文，皆与"阳气怫郁"的病机有关，因此在临床上对于风湿类痹症等各种关节

肌肉疼痛病证的治疗具有一定的指导意义。

（1）《金匮要略》所述湿痹一证，以"关节疼痛而烦，脉沉而细（一作缓）"为典型表现，湿邪郁遏体表阳气而出现关节疼痛，脉沉而细或缓，阳气怫郁在内则心烦，甚则阳郁化热，与湿邪交蒸互郁，"一身尽疼""发热""色如熏黄"的表现。湿痹证分为以下几种情况：其一，头为诸阳之会，若寒湿仅在头中，也会阻遏清阳的升降出入运动，出现身疼发热、心烦、面色发黄、头痛鼻塞等症状，应"纳药鼻中"以去寒湿。其二，风寒湿邪在表者当从汗解，以麻黄加术汤、麻黄杏仁薏苡甘草汤为正治法；表虚者治以防己黄芪汤实表行湿。其三，对于阳气不振、里湿素盛、湿流关节者，又有桂枝附子汤、白术附子汤、甘草附子汤补阳温经、行湿通阳之法。

（2）"阳气怫郁"病机在于阳气因各种原因被遏不得宣发，其原因包括风寒湿邪束表，腠理闭塞，阳气怫郁于内无以散越；阳气壮盛而寒邪闭表过重；少阳被郁之阳气枢转不利；阳热偏盛蕴结于里热深厥深；湿热交蒸互郁阳气不通；肝经木旺伤脾，脾阳郁而化热；被郁少火致阳气不通于外等原因，临床应根据具体致使"阳气怫郁"病因进行治疗。

（3）针对"阳气怫郁"病机，可以采用"火郁发之"的治疗原则。"火郁发之"是《素问·六元正纪大论》针对六气变异、五郁之治提出的治则，原文为"木郁达之，火郁发之，土郁夺之，金郁泄之，水郁折之"。《类经》云："发，发越也"，如"不汗出身疼烦躁"的大青龙汤证，其病机为风寒之邪侵袭人体，闭遏肌表，导致卫阳郁遏化热，就用麻黄汤发散肺经火郁。此外，少阳火郁亦应当遵循"火郁发之"之治则，在柴胡桂枝汤证和柴胡加龙骨牡蛎汤证中，柴胡入足少阳经，可散郁结之机，正如李士懋在《火郁发之》说："柴胡可清透郁热。"因根据"阳气怫郁"病位病机，选用辛散、寒凉之品，清里透外，使气机通畅，烦疼得清。

（四）病案实例

梁某，女，56岁。浑身疼痛，不知痛处2个月余。病人平时易怒，2017年10月曾因生气导致血压高、胸胁胀满不适住院治疗，现规律服用降压药。2017年11月因受寒导致遍身沉重乏力疼痛，不知痛处，遇冷加重，双下肢尤重，足胫酸胀，手足逆冷。伴有口干，咽痒，眼干，心烦，眠差，时有烦躁发热自汗出。纳可，小便调，大便黏。舌红赤少苔。脉象：整体沉紧、稠滑、强、热。局部：两寸深沉，重按有力，稠滑，边界模糊；左关郁动，麻涩，热辐射感；右关稠滑，略微郁动感；两尺沉弱。

分析：病人整体脉象表明平素体质阳盛，阳郁在内，脾气火爆；左关郁动麻涩是常年多怒，肝气郁结，气郁化火，热郁在里的表现；脉管壁紧敛是阳气郁结于里，不得温煦体表，复感寒邪，寒凝在外，内热外寒的表现；舌苔少且脉稠为热伤阴液；两尺沉弱是上热下寒、上实下虚，故病人足胫酸胀，遇寒易抽筋。治以养阴清热，宣通阳气。

方药：生地20g，玄参20g，麦冬20g，石膏20g，知母15g，桔梗15g，桂枝10g，麻黄6g，栀子15g，淡豆豉15g，生甘草10g。

病人服3剂后自觉腹中雷鸣而气顺，全身轻松，沉重疼痛减轻，嗳气减少，放屁多，足胫酸胀减轻，出汗增多，出汗后全身舒爽，大便黏症状消失。

本病外感因素已不是致病的主要因素，情志因素致病越来越受到中医临床家的重视。刘完素言："凡五志所伤皆热也。"相对于外感因素，临床上情志因素导致的阳气怫郁更为常见，但外感内伤虽病因不同，却存在病理上的共性，多数情况下外感只是诱因，情志因素才是主导。治疗上取法于《伤寒论》中散表寒清里热的用药思想，若病人未感受表邪，仅仅是阳气怫郁不得温煦体表，亦可用麻、桂宣通阳气，通阳散火。如刘完素《素问玄机原病式》所言："夫辛甘热药，皆能发散者，以力强开冲也。然发之不开者，病热转加也。如桂枝、麻黄类辛甘热药，攻表不中病者，其热转甚也。是故善用之者，须加寒药。”

（李鑫　王诗源）

参考文献

[1] 张林.《伤寒杂病论》中"烦疼""疼烦"解［A］.中华中医药学会仲景学说分会.仲景医学求真（续一）——中华中医药学会第十五届仲景学说学术研讨会论文集［C］.中华中医药学会仲景学说分会，2007：5.

[2] 傅延龄主编.伤寒论研究大辞典［M］.济南：山东科学技术出版社，1994：215.

[3] 陈新淦.《伤寒论》烦症浅析.江苏中医药，2004，25（2）：50-51.

[4] 陈海勇，房伟略.《伤寒论》探"烦"［J］.江苏中医药，2005（06）：7-8.

[5] 赵婷，包洁，范永升.刘完素"阳气怫郁"论治火热病浅探［J］.浙江中医药大学学报，2017，41（07）：553-555，561.

[6] 姚淑红.浅谈《伤寒论》中的"火郁发之"［J］.中医药临床杂志，2015，27（07）：1003-1005.

[7] 陈建.对《伤寒论》"火郁发之"理论应用的思考［A］.中华中医药学会仲景学说分会.全国第二十次仲景学说学术年会论文集［C］.中华中医药学会仲景学说分会，2012：4.

[8] 蒋小敏，蒋晶晶.论火郁发之——从《伤寒论》探析火郁发之的机理［J］.江西中医学院学报，2007（03）：16-18.

《伤寒杂病论》关于精神或情志性睡眠障碍治疗的理法方药探析

随着现代社会人们工作、生活和学习的压力加大，睡眠障碍问题日益严重，睡眠障碍包括量和质的异常，量的异常可包括失眠、嗜睡等，质的异常可包括夜惊、多梦等。睡眠障碍严重影响了病人的生活质量，其中药复方治疗也越来越受到重视。其中《伤寒杂病论》中有大量条文涉及到睡眠障碍性疾病，其中明确提到"不得卧"的条文，在《伤寒论》中有3条，《金匮要略》中有8条；明确提到"不得眠"的条文，在《伤寒论》中有6条，《金匮要略》中有4条。还有诸多条文虽然没有明确提到"不得卧"或"不得眠"，但是却也涉及到了睡眠障碍的症状，本篇将根据《伤寒杂病论》中关于睡眠障碍的论述，来探讨治疗睡眠障碍（包括失眠和嗜睡）的仲景经方的病因病机和理法方药。

一、失眠的病因病机

《金匮要略·脏腑经络先后病脉证》中提出："千般疢难，不越三条：一者经络受邪，入脏腑；二者，四肢九窍，血脉相传，壅塞不通；三者，房室、金刃、虫兽所伤。"《伤寒杂病论》中对于睡眠障碍病因的论述也在这三条之内，其中主要以外邪入侵为主要病因，少部分条文提到了四肢九窍血脉壅塞不通为病因。

（一）外邪入侵

1.外邪入侵，实热内盛，扰及心神

如第76条"发汗吐下后，虚烦不得眠，若剧者，必反复颠倒，心中懊恼"是因为误用汗吐下三法后，无形热邪内陷胸膈，扰及心神，轻则虚烦不得眠，重则反复颠倒心中懊恼。并且，此处之

虚烦并非是正气虚，而是相对于有形之实热而言，是无形之气热。再比如第107条"伤寒八九日，下之，胸满烦惊，小便不利，谵语，一身尽重，不可转侧"是伤寒八九日，误用下法，使邪热内陷少阳，无形之火不能外出，胆火内郁，扰及肝魂，故谵语惊惕不安。再比如第219条"三阳合病，腹满身重，难以转侧，口不仁，面垢，谵语，遗尿"是三阳合病，病变重点在阳明，无形邪热亢盛，热扰心神，故谵语神昏。还有其他诸如邪热燥结或胃热上扰的承气汤证等。

2. 外邪入侵，素体阴虚，阴虚火旺

如第303条"少阴病，得之二三日以上，心中烦，不得卧"是由于素体阴虚，复感外邪，邪从热化所致，由于肾水亏虚，不能上济心火，心火独亢于上，心肾不交，故心中烦，不得卧。再如319条"少阴病，下利六七日，咳而呕渴，心烦，不得眠"是少阴热化并夹有水气，阴虚内热火扰心神，故心烦不得眠。还有《金匮要略》里的"百合狐惑阴阳毒病证治"所论述的"百合病者，百脉一宗，悉致其病也。意欲食复不能食，常默默，欲卧不能卧……口苦，小便赤，诸药不能治，得药则剧吐利，如有神灵者，身形如和，其脉微数"则是因为热病之后或情志不遂郁而化火，心肺阴虚而内热导致的常默默，欲卧不能卧。以及虚劳病篇"虚劳虚烦不得眠"，这是由于心肝阴血虚弱而虚热内扰所致的不得眠。

3. 外邪入侵，误治亡阳，虚阳浮越

如第118条和第112条"火逆。下之，因烧针烦躁者"和"伤寒脉浮，医以火迫劫之，亡阳必惊狂，卧起不安者"这两条都是太阳病误治后亡失心阳，神失所养，神气浮越不敛，故出现烦躁、惊狂、卧起不安等症状。再如第61条"下之后，复发汗，昼日烦躁不得眠"是由于下后复汗阳气骤虚，昼日阳旺，虚阳得天阳相引，与阴邪相争于外，故烦躁不得眠。

（二）四肢九窍血脉壅塞不通

这个病因在《伤寒论》中提及较少，而在《金匮要略·妇人产后病脉证治》中有"产后腹痛，烦满不得卧"，这是由于产后气血瘀滞成实，气机痹阻不通所致烦满不得卧。

（三）虫兽所伤

如《金匮要略》"百合狐惑阴阳毒病证治"中"狐惑之为病，状如伤寒，默默欲眠，目不得闭，卧起不安"，这是由于感受湿热虫毒所致，虫毒内扰故卧起不安，目不得闭。

二、理法方药

《黄帝内经》提出了"谨察阴阳之所在而调之，以平为期"的治疗原则，和"盛者泻之，虚者补之"的治疗方法。张仲景的《伤寒杂病论》是以《黄帝内经》作为理论基础的，因此治法方药也是在上述原则下提出的。

（一）实者泻之，热者清之

对于邪热内陷、热扰胸膈的失眠类型，《伤寒杂病论》提出了"栀子豉汤主之"。火郁胸膈，病人伴有"胸中窒""心中结痛"的特点，表明胸中不单纯有火热之邪，并伴有火热之郁。《内经》中提出"火郁发之"以及"其在高者，因而越之"。栀子苦寒，清热除烦，善于下行；豆豉辛凉，气味轻浮，长于宣透。二药一清一宣，上下分消，热除烦止，自然安眠。《名医类案》中记载有江应宿用栀子豉汤治疗不寐的验案。卢雨蓓在临床上曾用栀子豉汤加味治疗临床表现以心烦少寐，寐后易醒，多梦纷纭，甚则彻夜难眠为主证的病例43例，结果显示：显效34例（79.1%），有效7例（16.3%），无效2例（4.6%），总有效率为95.4%。

对于邪热内陷少阳，胆火内郁，扰及肝魂的失眠类型，张仲景提出了以小柴胡汤或柴胡加龙骨牡蛎汤的治疗思路。少阳为半表半里主持枢机，倘若邪陷少阳，少阳被郁，则胆失疏泄，胆火内郁，影响情志，轻则可出现默默不语、心烦失眠等，重则扰及肝魂，出现惊惕不安甚至谵语等症状。方用小柴胡汤，其中柴胡、黄芩可以清散少阳之邪；半夏、生姜调理脾胃；人参、炙甘草和大枣甘温补虚，扶正祛邪。若严重者，则方中去甘草，加龙骨、牡蛎、铅丹震惊安魂，加茯苓宁志利小便，加桂枝温阳化气，共奏和少阳利三焦、调肝胆镇肝魂之效，以达到调节睡眠的目的。临床上林慧娟常用柴胡加龙骨牡蛎汤来治疗肝郁不寐型失眠，并取得了良好的治疗效果。陆伟珍用柴胡加龙骨牡蛎汤治疗久病胸闷烦惊之不寐，用小柴胡汤治疗邪在半表半里失眠均获良效。

对于热壅阳明，胃热炽盛，上扰心神所致的失眠类型，可用白虎汤类方予以加减；若里热与燥实相结所致的烦躁失眠可用承气类方予以加减。阳明主燥，邪气容易从燥化热，出现里热里实的病变，常常表现为谵语神昏、难以入眠等实热炽盛的症状。方用白虎汤类方清透热邪，并滋阴润燥；方用承气类方以通便泻热。两类方剂都可清泻阳明里热，共奏热清神宁之效。临床上林慧娟、郑绍周等常用调胃承气汤来治疗食积型不寐，并取得良好的效果。

（二）虚者补之，损者温之

1.阴虚火旺者，滋阴清热润燥

对于阴虚火旺、心肾不交型的失眠，《伤寒杂病论》中提出"黄连阿胶汤主之"。因少阴属心肾，素体阴虚，复感外邪，邪从热化，则容易造成肾水亏虚，不能上及心火，心火难下温肾水，心肾不交，心火独亢于上，而心中烦不得卧。方中黄连、黄芩清心火，阿胶、鸡子黄、芍药滋养阴血，共奏清上滋下、交通心肾之功。后世也把这首方剂作为《伤寒杂病论》中治疗失眠的典型方剂之一，这种治法也为后世治疗心肾不交证提供了广泛的思路。黄苏萍收集历代医家运用经方化裁治疗失眠的文献共355条，利用关联规则数据挖掘技术，对失眠经方的用药规律进行分析研究，结果表明黄连、阿胶、鸡子黄同时出现的方剂为 41，占总数 355 的 11.5%。临床上林慧娟、杨军等常用该方治疗阴虚型不寐，并取得良好疗效。若阴虚火旺兼有水气证的失眠，张仲景用猪苓汤治疗。方中猪苓、茯苓、泽泻淡渗利水，滑石清热利湿，阿胶滋阴润燥，诸药合用共奏清热、利水、育阴之效。若是仅仅因为发汗伤津而无里热则只需"少少与饮之"即可。

而对于肝阴不足、心血亏虚所导致失眠类型，则用酸枣仁汤治疗。方中酸枣仁养肝阴，茯苓、甘草宁心神，知母清虚热，川芎疏肝理血，诸药共奏养阴清热、宁心安神之效。这首方剂及治疗思路也成为后世治疗失眠的典型方剂和思路之一。黄苏萍的研究数据表明，该方中的茯苓、酸枣仁、知母药组出现的次数为 41 条，占 11.55%，与黄连阿胶汤并列成为后世医家运用经方治疗失眠所选方剂的最高频率。林慧娟、陆伟珍、郑绍周等医家临床上常用酸枣仁汤治疗血虚型不寐，并取得良好的疗效。

对于心肺阴虚内热所致的失眠类型，《伤寒杂病论》中提出了百合类方治疗。方中百合可以润肺清心、益气安神，知母养阴清热、除烦润燥，二药合用共奏补虚清热、养阴润燥的作用。严峰曾用百合地黄汤加减治疗老年性失眠 58 例，总有效率 100%，疗效令人满意。

2. 阳虚浮越者，温阳救逆，温养补益

对于误治亡失心阳，神气浮越不敛而致失眠者，张仲景用桂枝甘草龙骨牡蛎汤和桂枝去芍药加蜀漆牡蛎龙骨救逆汤治疗。方中桂枝、甘草辛甘化阳，桂枝兼有温通心阳之功，二者治本；龙骨、牡蛎镇潜安神以治标，全方标本兼治。若兼有痰蒙心神，出现狂症者则加蜀漆以涤痰。临床上陆伟珍常用桂枝甘草龙骨牡蛎汤治疗心阳虚型不寐，苏荣立采用加味桂枝甘草龙骨牡蛎汤治疗失眠 56 例均取得良好疗效。

若亡失肾阳，或肾阳虚弱而致失眠者，张仲景提出了干姜附子汤主之，或用四逆汤类方。其中干姜、附子皆可峻补元阳，回

阳救逆，以防亡阳之险。阳气回复，则睡眠亦佳。若虚劳性肾阳不足，可用金匮肾气丸治疗；若中阳虚弱，可用黄芪建中汤治疗。林慧娟在临床上用金匮肾气丸治疗阳虚型失眠和用黄芪建中汤治疗气虚型失眠均取得令人满意的效果。

3. 逸者行之，结者散之，留者攻之

对于产后气血瘀滞成实，气机痹阻不通所致的失眠，张仲景提出了枳实芍药散主之。方中枳实破气行血，芍药和血止痛，大麦和胃安中，诸药合用使气血宣通，则诸症皆除。其实枳实芍药散这张方剂不只是拘泥于原文中所提到的"产后"，凡是因气血瘀滞、气机不畅而导致内热化生，热扰心神而不得安眠的情况皆可应用。临床上吴沛田以枳实芍药散加味治疗多种证型且伴有气机不畅郁热内生的不寐，皆取得了良好的治疗效果。倘若因痰浊壅塞气道，气道不利而咳嗽气喘而不寐，仲景提出了皂荚丸、葶苈大枣泻肺汤、小青龙汤等涤痰利水，气道通利则不寐症状亦改善。倘若因湿热虫毒内扰而不得安眠，用甘草泻心汤。方中黄芩、黄连清热解毒，干姜、半夏辛燥化湿，人参、甘草、大枣扶正驱邪，共奏清热化湿、解毒安中之效。李秀华曾用甘草泻心汤治疗 1 例顽固性心烦不寐病人显效。

三、嗜睡

《伤寒论》中提及嗜睡的条文较少，主要有第 281 条"少阴病，脉微细，但欲寐"，第 282 条"少阴病，欲吐不吐，心烦，但欲寐"，第 37 条"太阳病，十日以去，脉浮细而嗜卧"，第 231 条阳明中风以及《金匮要略·百合狐惑阴阳毒病脉证治》提到。由于第 37 条是太阳病外邪已解、正气来复的好现象，因此不用治疗。而阳明病与狐惑病皆是热盛神昏所致，需用清热解毒开窍之法。因此后世法仲景治疗嗜睡，多从少阴病论治。《内经》中有对嗜睡病机的论述"阳气者若天与日，失其所则折寿而不彰"，"卫气留于阴，不得行于阳，留于阴则阴气盛，阴气盛则阴跷盛，不得入于阳，

则阳气虚，故目闭也"以及"皮肤湿，分肉不解，则行迟；留于阴也久，其气不清则欲瞑，故多卧矣"，由此可以看出嗜睡的主要病机是阴盛阳衰，阳气不能正常行于外。针对这一病机，后世医家如郭长河、郑启仲等皆使用少阴病篇的麻黄细辛附子汤加味治疗嗜睡，取得满意效果。另外也有医家，如姜建国，不拘泥于少阴病篇，而是根据其表闭、湿郁、阳遏的病机采用大青龙汤治疗嗜睡取得成效。

四、总结

综上所述，《伤寒杂病论》虽然没有设立专篇讨论精神或神志性睡眠障碍，却有着以外邪入侵为主要病因，阴阳盛衰及运行障碍为主要病机的完整辨证论治体系，且理法方药一线贯穿，逻辑严谨，方剂配伍精当，对临床有着重大的指导意义。因此应当熟读、读透《伤寒杂病论》并在临床上做到"观其脉证，知犯何逆，随证治之"才能取得令人满意的治疗效果。

（李铭新　王诗源）

参考文献

［1］张俊博，赵建.《伤寒论》不得眠之浅析[J]. 中国卫生产业，2012，9（23）：181.

［2］黄萍.《伤寒杂病论》不得眠的辨治［J］. 湖北中医杂志，2007（10）：19-20.

［3］张爱青，张爱华，张爱民. 辨《伤寒论》中瞑、眠、睡、卧、寐［J］. 邯郸医学高等专科学校学报，2000（04）：288.

［4］黄志杰. 浅谈《伤寒杂病论》不得眠证治［J］. 湖北中医杂志，1999（S1）：16-17.

［5］王恒照，张秀琴.《伤寒杂病论》不得眠证研讨［J］. 辽宁中医杂志，1992（03）：8-10.

［6］杨钢.《伤寒论》"昼日烦躁不得眠"辨识［J］. 新中医，1985

（06）：50．

［7］段亚亭．浅谈《伤寒论》中的不得眠［J］．成都中医学院学报，1981（01）：67-69．

［8］卢雨蓓．栀子豉汤加味治疗不寐43例［J］．河南中医，2005，25（3）：38．

［9］林慧娟，张蕴慧，薛金贵．经方论治失眠举隅［J］．中国中医基础医学杂志，1997，3（S2）：61-63．

［10］陆伟珍．经方治疗失眠症临床体会［J］．江苏中医药，2003，24（8）：16-17．

［11］张金生，宫洪涛．郑绍周以仲景方治疗失眠的经验［J］．辽宁中医杂志，2003，30（3）：165．

［12］黄苏萍，杨雪梅，肖林榕．经方治疗失眠药证对应规律分析［J］．福建中医学院学报，2008，18（6）：53-54．

［13］杨军，张小莉．经方治疗失眠举隅［J］．中国中医药信息杂志，2015，22（12）：115-116．

［14］严峰，王克俭．百合地黄汤合酸枣仁汤加味治疗老年失眠58例［J］．时珍国医国药，2003，14（12）：754-755．

［15］苏荣立，贾熙娜，吕恒刚．加味桂甘龙牡汤治疗56例老年失眠证体会［J］．中医药信息，2003，20（5）：52．

［16］吴沛田．枳实芍药散治疗不寐症举隅［J］．中国中医药报，2004．

［17］李秀华．甘草泻心汤治不寐［J］．四川中医，1990，5：30-31．

［18］郭长河，苏金中．麻黄附子细辛汤治疗顽固性嗜睡1例［J］．河南中医，2010，33（9）：836．

［19］郑攀，郑宏，郑启仲．郑启仲经方辨治发作性睡病五法［J］．时珍国医国药，2015，26（7）：1740-1741．

［20］云冰．大青龙汤治疗嗜睡验案1则［J］．陕西中医学院学报，2013，36（6）：65，92．

《伤寒杂病论》下利证辨治分析

下利，证名。汉唐时期泄泻与痢疾混为"下利"，宋代《丹台玉案》描述："泄者如水泻也，势尤舒缓；泻者势似直下"，将泄泻与痢疾做了区分，泄泻是以排便次数增多，粪便稀溏，甚至泄如水样为主证的病证，《内经》又称之为"洞泄""濡泄""飧泄"；痢疾以痢下赤白脓血、腹痛、里急后重为临床特征。《伤寒论》和《金匮要略》之下利，既包括泄泻，又包括痢疾。

下利是中医临床的常见病证，《伤寒论》中关于下利的条文有84条，约占全书条文的1/5，其中有明确用方的条文42条，涉及方剂32首；《金匮要略》关于下利条文共计42条（含复方条文），其中明确以下利为用方指征的条文有18条，共14首方（含附方）。广泛分布于"六经病篇"，"霍乱病"篇、"呕吐哕下利病"篇、"腹满寒疝宿食病"篇、"痰饮咳嗽病"及"妇人产后病"等篇。下利作为常见症状，通过条文解读仲景病位、病性、病势辨治思路，对指导临床辨证和临床用药选方有重要意义。

一、辨病位

太阳病——桂枝人参汤：太阳主一身之表，风寒之邪外束肌表，不得外解则往往内迫阳明，影响大肠传导功能而导致下利。103条："太阳病，外证未除，而数下之，遂协热而利，利下不止，心下痞硬，表里不解者，桂枝人参汤主之。"太阳表证，屡用攻下，致表证不解而脾气大伤。脾阳受损，运化失司，寒湿中阻，气机痞塞，因见"利下不止，心下痞硬"之证，这种既有太阳表证，又有下利的病症，称为"协热利"，桂枝人参汤即为理中汤加桂枝，重在温中散寒，桂枝后下，意在解表，全方有表里双解之功。

阳明病——大承气汤：242条："病人小便不利，大便乍难乍易，时有微热，喘冒不能卧者，有燥屎也，宜大承气汤。"大便乍难乍易"为燥屎内结，诸脏救燥，输津于肠，津液旁流所致，即所谓"热结旁流"。《温疫论·大便》中说："热结旁流者，以胃家实，内热壅闭，先大便闭结，续得下利，纯臭水，全然无粪，日三四度，或十数度，宜大承气汤，得结粪而利止；服汤不得结粪，仍下利并臭水，及所进汤药，因大肠邪胜，失其传送之职，知邪犹在也，病必不减，宜下之。"方用大承气汤通因通用，荡涤邪热。

少阳病——大柴胡汤：少阳属胆，胆热炽盛干犯胃肠，逼液下趋亦能致利，165条"伤寒发热，汗出不解，心中痞硬，呕吐而下利者，大柴胡汤主之"，程郊倩云："心中痞硬，呕吐而下利，较之心腹濡软，呕吐而下利为里虚者不同……大柴胡汤虽属攻剂，然实管领表里上中之邪，总以中焦为出路，则攻中自寓和解之义，主之是为合法"，少阳兼里实之证，以大柴胡汤和解少阳，通下里实尤为适宜。

太阴病——四逆汤：273条："太阴之为病，腹满而吐，食不下，自利益甚，时腹自痛。"《素问·阴阳应象大论》有："湿盛则濡泄"，太阴下利为脾阳虚衰、寒湿内盛之患，治疗当以温中散寒、健脾燥湿为主，正如277条所言"当温之，宜服四逆辈"，"四逆辈"非具体方药，即用四逆汤一类的方剂。方有执谓："自利不渴，湿胜也，太阴湿土，故曰有寒，四逆之辈皆能燠土以燥湿，故曰温之也。"值得注意的是，肾阳为一身元阳之本，生化脾土，下利日久，当脾阳虚发展为肾阳虚，就不能局限于温脾阳，而应脾肾双温，应根据病情变化灵活选用。

少阴病——白通汤：少阴病下利，有寒热之分。包括以白通汤为例少阴寒化证下利和以猪苓汤为例的少阴热化证下利以及少阴病类似证下利。314条"少阴病，下利，白通汤主之"，此下利属肾阳虚衰，虚阳下陷，关门不固导致的，伴有下坠滑脱性质的下利，应在回阳救逆、通阳举陷的基础上止利。少阴热化证也可致下利，病入少阴邪从热化，阴虚火旺逼液下趋导致下利。如 319 条猪苓汤证："少阴病，下利六七日，咳而呕渴，心烦不得眠者，猪苓汤主之。"类似证辨证是仲师最常用的辨证方法，309 条："少阴病，吐利，烦躁欲死者，吴茱萸汤主之。"此为少阴病疑似证。此处下利是由于中阳虚衰，胃寒生浊，清浊相干，升降失司所致。本证的吐利、厥逆均属少阴病常见症，齐鲁伤寒名家姜建国教授认为仲师把这种非属少阴病的病列入少阴寒化证之中，以资鉴别，目的是强化少阴病的辨证。

厥阴病——四逆散、白头翁汤、乌梅丸：厥阴属肝，多肝胃疾患，故下利一症亦较常见。但厥阴本身寒热俱备，其证较为复杂，多为上热下寒下利证。包括以四逆散为例的气郁下利：第 318 条："少阴病，四逆，其人或咳，或悸，或小便不利，或腹中痛，或泄利下重者，四逆散主之。"本条文虽说以少阴冠名，却不同于阳虚阴盛证，而是气机郁滞，不能内达四肢所致。柯韵伯认为，此处"泄利下重"应放在"少阴病，四逆"之后，而不应该列为或然证，可作参考。治以四逆散疏肝和胃，透达郁阳。后世谓"调气而后重自除"，还见以白头翁汤为例的厥阴热利：厥阴下利，多属热利，371 条"热利下重者，白头翁汤主之"，此处"热利"当属痢疾，程郊倩云："下重者，厥阴经邪热下于大肠间，肝性急迫，邪热甚则气机壅塞，其恶浊之物，急欲出而不得，故下重也"，下利脓血与里急后重为厥阴热利证的两大特点，为肝失疏泄所致，其利当有下利脓血，红多白少，或纯下鲜血，治疗应清肝泄热、解毒止利，方用白头翁汤。此外，还包括以乌梅丸为例的厥阴久利：338 条"蛔厥者，乌梅丸主之，又主久利"，久利为慢性长期泄利，不但可出现气血双虚，且易致阴阳紊乱，寒热错杂，乌梅丸不仅可以治疗蛔厥，因为其温清并用，对于寒热不调之久利也有很好疗效。

合病是指两经或三经的病症同时发生，无先后次第之分者。主要从太阳与阳明合病、太阳与少阳合病、阳明与少阳合病几个方面分析。太阳与阳明合病，太阳为主——32 条"太阳与阳明合病者，必自下利，葛根汤主之"，太阳与阳明同时受邪，相合为病，太阳主表，阳明主里，表邪不解，郁闷过重，内迫阳明，大肠传导失司而致下利，其利当有水粪杂下，无恶臭及肛门灼热等，属表里同病，且以表病为先因，为病本，治疗重点解太阳之邪，表解则里自和而利止，下利，乃大肠之病，解表药开提肺气，肺又为水上之源，肺宣发则津液升，肺气调则大肠和，故下利必止，此亦称为"逆流挽舟"之法。葛根有升阳和胃止利之用，故有汗无汗均可用于下利的治疗。太阳与阳明合病，阳明为主——34 条："太阳病，桂枝证，医反下之，利遂不止，脉促者，表未解也，喘而汗出者，葛根黄芩黄连汤主之。"《素问·至真要大论》曰："诸呕吐酸，暴注下迫，皆属于热。"桂枝汤证误用下法不仅表热未解，反而导致邪热内迫大肠，引起急性热利，其利当有暴注下迫，粪便臭秽难闻，伴肛门灼热，小便溲赤等热证或兼表证，治当用葛根黄芩黄连汤清热止利，兼解表邪。后世常以此方治疗泄泻病实证，以湿热阻滞为主要病机，以腹痛、腹泻为主要表现或见发热等。且成都中医药大学陈潮祖教授将此方剂列为治疗脾胃病类方，以中焦气机失调、清阳不升为主要病机，以治疗泄泻为主的方剂。

太阳与少阳合：172 条："太阳与少阳合病，自下利者，与黄芩汤；若呕者，黄芩加半夏生姜汤主之。"太阳所主肤表发热，同时少阳胆火内郁，故称太少合病。病机以少阳为重点，下利是少阳郁火内迫阳明，下趋大肠的表现，其利当有大便臭秽，腹痛后重，肛门灼热，发热口苦，烦渴尿赤，舌红苔黄，脉弦等症，用黄芩汤清热坚阴止利。黄芩苦寒清少阳郁热以止利；芍药酸苦微咸，坚阴止利；甘草、大枣益气和中。本方是治疗热利的祖方，清代汪昂称之其"为万世治痢之祖"。

阳明与少阳合病：256 条云："阳明少阳合病，必下利，其脉不负者，为顺也。负也，失也，互相克贼，名为负也。脉滑而数者，有宿食也，当下之，宜大承气汤。"少阴热化伤阴，燥实内结，逼迫胃中津液下迫，其表现为"自利清水，色青纯，口干燥"，《素问·至真要大论篇》说："热因热用，寒因寒用，塞因塞用，通因通用，必伏其所主，而先其所"，故以大承气汤急下存阴，以免肾阴有涸竭。成无己云："太阳阳明合病下利在表当与葛根汤；阳明少阳合病，下利在里，可与大承气汤；太阳阳明合病，下利在半表半里，非汗下所宜，故以黄芩汤和解之。"

二、辨病性

辨寒热：下利有寒热之分，根据利下之物的性质以及结合全身表现不难辨别，下利病性的寒热之别，在《伤寒论》少阴病篇尤为突出，包括以白通汤为例少阴寒化证下利和以猪苓汤为例的少阴热化证下利以及少阴病类似证下利等，少阴下利在前面下利的病性分析中已经论述，故此处不再多加赘述。此外，《金匮要略·呕吐哕下利病脉证治》42条"下利便脓血者，桃花汤主之"，论述虚寒下利便脓血的证治，气血虚陷，中阳大伤，滑脱失禁则见下利脓血，症见脓血混杂，赤白相间，血色紫黯，伴见神疲乏力、食少、四肢不温、腹痛隐隐等全身寒象表现。"呕吐哕下利病"篇28条"下利，脉数，有温热汗出，今自愈；设不瘥，必清脓血，以有热故也"，此条下利出现便脓血，为邪热损伤肠道脉络，甚至热陷血分所致，兼有脉数、口渴喜冷饮等全身热象表现，治疗同前面所讲的湿热痢，46条"下利肺痛，紫参汤主之"，肺痛，当作腹痛，如程云来谓："肺痛未详，或云肺痛当是腹痛。"此为热利腹痛之证治。肺热移于大肠而为下利，热壅大肠则腹痛，故用紫参汤清热止痛。关于紫参究竟为何物，《金匮要略指难》这样描述：根据《本草纲目》《本草推陈》以及《中药大辞典》等所载，紫参和拳参科属相同，功效也基本相同，虽是两种植物，但可借用。

辨虚实：下利常能画龙点睛地揭示疾病的虚实，尤其对于病机繁杂之证，又325条"少阴病，下利，脉微涩，呕而汗出，必数更衣，反少者，当温其上，灸之"，这里的下利比较特殊，即次数多量反少，次数多说明阳气虚，量反少说明阴血亏，此为少阴病阳虚血少证，乍看似复杂之证，但通过仔细观察下利情况，不难辨别疾病虚实。

"痰饮咳嗽病"篇第 18 条"病者脉伏，其人欲自利。利反快，虽利，心下续坚满，此为留饮欲去故也，甘遂半夏汤主之"，未经攻下而下利，且利后反畅快，为饮邪随下利外出，是留饮有欲去之势。"心下续坚满"，说明留饮邪实，欲去而未尽，治宜因势利导，攻逐水饮，方用甘遂半夏汤。值得注意的是，本方峻逐饮邪，非平常之剂，宜"顿服"，中病即止。

三、辨病势

《伤寒杂病论》中下利的有无及轻重为疾病的传变及预后提供重要参考。可揭示疾病传变规律：《伤寒论》34 条"太阳病，桂枝证，医反下之，利遂不止，脉促者，表未解也，喘而汗出者，葛根黄芩黄连汤主之"，今下利不止，此为用药不当引邪随药势下沉入里，脉促有力，汗出而喘，表未解，而不恶寒，是热陷阳明所致，即有桂枝之表，亦当治入里之邪，方选葛根黄芩黄连汤；第163 条"太阳病，外证未除，而数下之，遂协热而利，利下不止，心下痞硬，表里不解者，桂枝人参汤主之"，此为太阳病表邪不去，屡用下法损伤脾阳，运化失司，清阳不升而见利下不止，浊阴不降，气机阻滞而见"心下痞硬"，太阳表证和太阴里虚寒证兼有，治宜表里兼顾，用桂枝人参汤辛温解表，温中止利。下利在此时是判断疾病传变入里的重要依据。沈丹彩谓："此与葛根黄连汤同一误下而利不止之证也，而寒热各别，虚实对待，可于此互参之。彼因实热而用清邪，此因虚邪而从补正；彼得芩、连而喘汗安，此得理中而痞硬解；彼得葛根以升下陷而利上，此借桂枝以解表邪而利亦止矣。"

此外，通过下利的有无还可判断病情预后。《伤寒论》278 条："伤寒……至七八日，虽暴烦下利日十余行，必自止，以脾家实，腐秽当去故也。"若因伤寒下利,必在病初即,今过七八日才现,是邪行经尽,腐秽自去,病自然而愈的表现。《金匮要略·呕吐哕下利病脉证治》24条"五脏气绝于内者,利不禁,下甚者,手足不仁","五脏气绝于内者"是指脏腑气衰,五脏之气虚衰的关键是脾肾气衰,脾肾气衰则脏气不能固守封藏而下利,初期以脾病为主,脾虚失运,清气下陷,故泄利不禁;久病及肾,肾阳虚衰固摄失职,故下利尤甚;阴液随利而失,四肢筋脉失其濡养,故手足麻痹不仁。此处的下利程度反映了脾肾虚损的程度,若脾病及肾,则病情加重,预后差。

四、总结

下利是《伤寒杂病论》中的常见症状,《伤寒论》六经病均有下利,当辨证论治。太阳下利多为表邪内迫,阳明下利为热结旁流,少阳下利为胆热内迫,病情较轻,预后较好;三阴下利多正衰邪盛,病情较重,尤以少阴、厥阴严重。下利证在病入少阴厥阴之后由于人体阳气受到损伤,阴寒之邪滞留不去,正不胜邪,往往病情趋于危重之候。《金匮要略》之下利有明显的虚实寒热之别,临床辨证时,要抓住每个方证的根本病机,从病位、病性、病势的角度分析仲景下利辨治特色,对于临床下利证鉴别病机、判断预后、指导治疗,具有重要的指导意义,在辨证治疗时才可能达到"对方对证者,施用之若神"的效果。

(仪凡　王诗源)

参考文献

[1] 刘定承.《伤寒杂病论》下利证治规律探析 [D]. 南京:南京中医药大学,2016.

[2] 何威华,吴显文. 浅述《伤寒论》中六经下利[J]. 湖南中医杂志,2013,29(01):111–112.

[3] 娄亮.《伤寒杂病论》下利与《中医内科学》泻泻辨治规律的比较

研究［D］. 北京中医药大学，2017．

［4］陈海勇.《伤寒论》下利证探析［J］. 中医杂志，2005，4（46）：104–105．

［5］安慧娟，白明贵. 八纲辨证在《伤寒论》下利证应用［J］. 中医药临床杂志，2017，29（08）：1172–1174．

［6］冯标婵.《伤寒论》对下利的辨治及其对后世的影响［D］. 广州中医药大学，2012．

［7］王廷富著；王敬义整理. 王廷富金匮要略指难［M］. 北京：中国中医药出版社，2016：368．

［8］张忠其.《伤寒论》下利的病机、治法及临床意义［J］. 国医论坛，1994，14（3）：6–8．

［9］刘定承.《伤寒杂病论》下利证治规律探析[D]. 南京中医药大学，2016．

［10］韩美仙，傅延龄. 名医类案三部中葛根在下利证中的应用［J］. 吉林中医药，2010，30（07）：624–625．

［11］何新慧.《伤寒论》虚寒下利方学用心悟［J］. 环球中医药，2017，10（05）：558–559．

［12］何威华，吴显文.《伤寒论》中"下利"病因及治法探析［J］. 安徽中医学院学报，2012，31（06）：1–2．

［13］王旭丽.《伤寒论》下利诊治规律探析[J]. 辽宁中医药大学学报，2010，12（08）：73–75．

《伤寒杂病论》虚烦不眠证治法、方药思考

对于"虚烦不眠",古代医家论述颇多,《杂病广要·不眠》"考前哲方书,别有虚烦一门,然大抵不外于不眠",《诸病源候论》曰:"虚烦者,心胸烦扰不宁也。"又曰:"阴气虚,卫气独行于阳,不入于阴,故不得眠。若心烦不得眠者,心热也。若但虚烦而不得眠者,胆冷也。"《医学统旨》云:"虚烦者,心中郁郁而烦也。"《说文》言:"烦,热头痛也。"《伤寒明理论》云:"烦者热也。"提出了中医学范畴的"烦"与热邪为患的联系。刘渡舟言:"郁于胸中之热,若再与有形之邪相凝结,则为实烦;若单纯为无形之热郁郁不散,则为虚烦。"故"虚烦"之为证,与无形之热邪为患密切相关。无形之热,或由伤寒汗、吐、下后,邪热乘虚客于胸中,或病后余热留恋,或津涸、血虚、肾亏、虚人停痰饮、虚劳等所致。《灵枢·口问》篇记载:"阳气尽,阴气盛,则目瞑;阴气尽,而阳气盛,则寤矣。"阴阳失调、阳不交阴则可致不寐。睡眠与人体内的阴阳消长变化密切相关。若无形之邪热导致阳气相对偏亢,阳亢,则对人身温煦、兴奋、促进作用过强,人体之气机昼夜四时皆偏"升"、偏"出",不能合天地之节律,不能入夜于里、交于阴分,则阴阳不交而"不眠"。因此虚烦不眠之为证,与无形之热为患,体内阳气偏亢密切相关。

我认为《伤寒杂病论》中明确提出虚烦不眠的方证主要有三:酸枣仁汤、栀子豉汤和黄连阿胶汤证。其各属不同病机类型,组方用药特点也各有特色,现分析如下。

一、清热法——栀子豉汤证

清热法为仲景治疗虚烦不眠的治法之一,其中以栀子豉汤证为代表,"发汗吐下后,虚烦不得眠,若剧者,必反复颠倒,心中

懊恼，栀子豉汤主之（《伤寒论》76 条）"，此为太阳病虚烦证；"阳明病……若下之，则胃中空虚，客气动膈，心中懊恼，舌上苔者，栀子豉汤主之（《伤寒论》221 条）"，此为阳明病虚烦证；"下利后，更烦，按之心下濡者，为虚烦也，宜栀子豉汤（《伤寒论》375 条）"，此为厥阴病虚烦证。此种虚烦不眠为因失治误治而致外感病之邪热内陷，郁于胸中，扰乱心神，使人烦扰不宁而不眠。成无己《注解伤寒论》云："发汗吐下后，邪热乘虚客于胸中，谓之虚烦者，热也，胸中烦热郁闷而不得发散者是也。"故此处病本为实，"虚"即指无形之邪热陷于胸中，未与痰饮、宿食等有形之邪相结，非人体久病之亏虚，其不眠是因邪热使体内阳气偏亢，不能很好地交于阴分，通过调整阴阳，使之相交，可以在根本上针对此种病机的失眠进行有效治疗。故此方体现的仲景处方思路为驱邪为主，兼以调理人体气机，使之有升有降之意。仲景运用时，对其兼证也有论述：如《伤寒论》76 条："若少气者，栀子甘草豉汤主之。若呕者，栀子生姜豉汤主之。"胸中为宗气之居处，宗气为热邪所侵扰，则气少而不得畅达，故少气者，配以甘草微补其虚；郁热迫胃，阳明胃气不顺降，则上逆作呕，配以生姜和之。柯韵伯《伤寒来苏集》亦有言："此阳明半表半里，涌泄之剂也"，"虚热相搏者多呕，加生姜以散邪"。但兼证根本原因仍因于余热未净，若无形之邪热去，则诸证自除。

栀子，《神农本草经》谓之"味苦，寒。主治五内邪气，胃中热气，面赤酒齄鼻，白癞，赤癞，疮疡"。栀子清内脏邪火的效用显著，善清上中下三焦邪火。而《药类法象》记栀子"治心烦懊恼，烦不得眠，心神颠倒欲绝，血带，小便不利"。又突出了其清少阴经、太阳经邪火的作用。此外，栀子质轻主上，气降走下，色赤主火，从药象上分析，适合清降上焦相火、除虚烦躁扰。徐大椿《神农本草经百种录》亦谓之"气体清虚，走上而不走下"，《伤寒来苏集》曰"栀子苦能泄热，寒能胜热，其形象心；又赤色通心，故治心烦愦愦、懊恼结痛等证"，也从药象上分析了栀子清心火的作用。淡豆豉，《开宝本草》中记载："主伤寒头痛寒热，瘴气恶毒，烦躁满闷，虚劳喘吸，两脚疼冷。"可见其有解表、祛毒、除烦、止痛之功用。淡豆豉形质较轻，与栀子类似，适用于上焦病症，烦躁虚劳俱可主之；又因其主"伤寒头痛寒热"，有解太阳表邪之效，可见其有轻清透散之功。《伤寒来苏集》曰："豆形象肾，制而为豉，轻浮上行，能使心腹之邪上出于口，一吐而心腹得舒、表里之烦热悉除矣"，为轻浮、透发之性，肾主封藏，豆形象肾，可将体内封藏留滞之邪透发而外，符合"其高者，因而越之"的原则。而栀子之清上焦火热在于导热下行，淡豆豉之升散与栀子之降导，恰有相反相成之效。其配伍体现了"调和上下，交济阴阳"之意，正如尤在泾《伤寒贯珠集》所说："栀子体轻，味苦微寒，豉经蒸罨，可升可降，二味相合，能彻散胸中邪气，为除烦止躁之良剂。"刘志龙解释为：栀子味苦性寒，导火热下行；淡豆豉轻凉，引水液上升，阴阳和，水火济，烦热懊恼等症自解。栀子和淡豆豉在调理气机升降的功用上相反相成，不但有利于散胸中郁热而除烦，去无形之热而除烦，使阴阳相交而助眠。

二、补虚为主，清热为辅法——酸枣仁汤证

补虚为主，清热为辅法亦为仲景治疗虚烦不眠证的常用治法，代表证为酸枣仁汤证。《金匮要略·血痹虚劳病脉证并治》："虚劳虚烦不得眠，酸枣仁汤主之。""阳气者，烦劳则张"，罢极必伤肝，故酸枣仁汤所治虚烦不眠之病理变化为过度劳累致肝血暗耗，母病及子而致心血亏，且"夺血者无汗"，津血同源，则津液无以化生，亦见不足。心神不得心血与津液滋养而不宁，肝藏魂，内寄相火，肝血不足，相火妄动而生邪火扰魂，故人会出现虚烦不眠的病理表现。清代徐彬解释为："虚劳虚矣，兼烦是挟火，不得眠是因火而气亦不顺也，其过当责心。然心火之盛，实由肝气郁而魂不安，则木能生火。"故治宜养肝血、滋津液，兼以助运。因此仲景采用的处方思路为补虚为主，兼以清热。即病人虽为虚证，

但其虚烦不眠是由体内无形之热所致，也应配以清热药，正如《黄帝内经素问》所说："邪之所凑，其气必虚。"李东垣谓："邪火与元气不两立，此衰则彼旺是也。"正气虚衰也是导致体内产生无形之热的原因。

酸枣仁汤是养肝血以宁心神，清内热以除虚烦，以养为主，养中兼清。其君药酸枣仁，《神农本草经》谓之"主心腹寒热，邪结气聚，四肢酸痛湿痹，久服安五脏，轻身延年"，有调理胸腹脏腑、祛邪散结、除湿气的功用。又"安五脏，轻身延年"，其酸味入肝，枣仁色红可生血，结合法象思维分析，酸枣仁可养肝血，用治肝血亏虚之证。黄元御《长沙药解》："枣仁酸收之性，敛摄神魂，善安眠睡"，从其酸收之性味论述其对人体气机的收敛作用。川芎，叶片轻而多裂，有弥散之象，茎秆修直，质地脆。观其形态有上通巅顶之象。又由其上行头目，下调经水，中开郁结，行一身气机。作为血中气药的川芎可调理气机，兼化津血亏虚所致之瘀，补血且可调血，此外川芎在五行应木，符合木气生发之象，肝内邪火郁结、相火妄动之时，可利用川芎辛香走窜之气透而发之，黄元御《长沙药解》谓之"辛烈升发，善达肝郁"。然而川芎之气过于辛燥，与知母相伍，可解此弊。知母入药是取植株的根茎，切片可见质润、色白，结合药象，可见性润、入肺之象。《神农本草经》中有"主消渴，热中，除邪气，肢体浮肿，下水，补不足，益气"的记载，可知除润补以外，还有沉降气机的功用。润降之功，恰可制川芎之辛散。此外，入肺养津之效，可安为肝中邪火所扰之上焦之气。又因性寒，可兼以清胸中无形之热。另有一味茯苓，味甘淡入脾，补养中土，亦可宁心安神。因此，酸枣仁汤所主虚烦，多为血亏津少之症，亏少则流通不利，气随血行，也随之发生郁滞。即是以酸枣仁之酸收之、补之，以川芎散之，亦和"肝欲散，即食辛以散之，以辛补之"之理，使补中有行，合肝生发之机。然"终恐劳极则火发，伤阴阳旺，阳分不行于阴，而仍不得眠，故佐知母崇阴水以制火，茯苓利阳水以平阴"，即在补虚中兼以滋阴清热，为调整阴阳之理，亦是从根本上针对"阳气不交阴分"这种失眠的病机，共奏养心安神、清热除烦之效。

三、清补兼施法——黄连阿胶汤证

清补兼施法是仲景治疗虚烦不眠证又一常用治法，代表证为黄连阿胶汤证，即少阴热化证。《伤寒论》303 条："少阴病，得之二三日以上，心中烦，不得卧，黄连阿胶汤主之。"少阴热化证多由素体阴虚，复感外邪，二三日后，邪从热化。少阴属心肾，这就提示我们心火因邪从热化而亢于上，肾水因热邪焦灼而亏于下的病理改变。《素问·灵兰秘典论》曰："心者，君主之官，神明出焉……故主明则下安。"《素问·六节藏象论》亦云："心者，生之本，神之处也。"心在人神志活动中扮演重要角色，心神以清净为本，清静为要，今心火偏亢，必然煎熬心神使人虚烦不眠。

《素问·六节藏象论》曰："肾者，主蛰，封藏之本，精之处也。"《类证治裁·内景宗要》言："神生于气，气生于精，精化气，气化神。"今肾水枯竭于下，心神亦无以化生，又可进一步加重失眠。陈修园认为："下焦水阴之气，不能上交于君火，故心中烦，上焦君火之气，不能下入于水阴，故不得卧，宜壮水之主，以制阳光，以黄连阿胶汤主之。"又旨在强调心肾不交这种病理改变。黄元御认为："少阴水火同经，水胜则火负，火胜则水负。火本不胜水，其所以胜者，火旺而土燥也。君火下蛰，则心清而善寐，君火上亢，则心烦而不得卧。"少阴经本身即水火之经，亢则害，承乃制。制则生化，土燥、火旺、水调，则心清善寐，水不制火则心烦不眠。心属火，肾属水，肾水不足，不能上济心阴，心火独亢于上，水火不济，火盛神动，心肾不交而虚烦不得寐。此外，"宜壮水之主，以制阳光"亦提出了补肾水在治疗此种证候中的重要作用，但因其心火亢于上，仲景不仅用阿胶、鸡子黄等血肉有情之品直补肾阴，又兼以苦寒之芩连清体内亢盛之心火。

故仲景针对此种证候的组方思路为扶正与驱邪兼顾，清热与养阴并行。

黄连，《神农本草经》谓之"主热气"，《神农本草经百种录》对此的解释为"除热在气分"。此外黄连味苦，苦本为火之味，而黄连性寒，又兼水性，心与肾为水火之脏，黄连得火之味、水之性，于此心肾不交之证非常合适，所谓"苦味属火，其性皆热，此固常理。黄连至苦，而反至寒，则得火之味与水之性者也，故能除水火相乱之病"。又，黄连可"泻心家火"，此火为邪火而非心中真火，邪火去，真火反得宁，即君火安位。君火安位下蛰，则心清得眠。阿胶，《神农本草经》谓"主心腹，内崩，劳极，洒洒如疟状，腰腹痛，四肢酸疼，女子下血安胎"，主要功效为养血补血，以治血脱之"内崩"，脾伤之"疟状"，血枯之"腰腹痛，气质酸疼"，是以滋补阴血为主要效用的一味药，被称为"补血药中之圣品"。人之血脉，宜伏不宜见，宜沉不宜浮，阿胶质重，气机上可起沉降内敛之效，引气血固涩内收。《长沙药解》谓之"息风润燥，养血滋阴"，是驴皮熬制，驴肉入肝，肝为风脏。又阿胶为驴皮熬制而成，血肉有情之品滋补力度更强，滋阴养血以壮肾水，肾水厚润则君火有元可归，因此，阿胶之功在于偏向滋补以治疗心肾不交。鸡子黄，《长沙药解》谓："味甘，微温，入足太阴脾、足阳明胃经。补脾精而益胃液，止泄利而断呕吐"，是"温润淳浓，体备土德"之品。黄为土色，鸡子中黄，禀温润淳浓之土气，入中土。脾胃中土为气血化生之源，是以补脾益胃可助气血化生有源，化生有源则枯竭之肾水可得津津之厚润，无根之心火可得蒸蒸之化成，由此则真火下蛰，肾水得温，心肾得交。又，黄连阿胶汤中有黄芩、芍药，黄芩苦寒，清上焦火，芍药苦泄，善调心中烦悸。以黄连、黄芩、芍药之苦清，阿胶、鸡子黄之甘补，共成清补兼施之方，尤在泾《伤寒贯珠集》载："故用黄连、黄芩之苦，合阿胶、芍药、鸡子黄之甘，并入血中，以生阴气而除邪热，所谓阳有余，以苦除之，阴不足，以甘补之也。"

综上，笔者认为《伤寒杂病论》所载之虚烦不眠主要原因有三：其一，外感热邪停于胸膈为患；其二，气血虚衰以致邪火内生；其三，外感热邪与里虚夹杂。针对这三种病机所致的虚烦不眠，对代表经方栀子豉汤、酸枣仁汤、黄连阿胶汤所治主证之病因病机进行了分析，并总结了其对应的三种治法即清热法、补虚为主、清热为辅法和清补兼施法，从中可以看出，仲景无论治疗何种原因所致的虚烦不眠，在选择药物时，均依据证候的病因病机选择了相应的清热之药，可见，在治疗虚烦不眠时，清热药的选择至关重要。综上，通过对张仲景治疗虚烦不眠方的证机概要和处方用药精髓分析，笔者希望能为丰富临床不寐的病机证治提供经方理论研究依据。

（王新　冯诗瑶　王诗源）

参考文献

［1］刘渡舟. 刘渡舟伤寒论讲稿［M］. 北京：人民卫生出版社，2008：81.

［2］羊田，李鹏辉，孟毅等. 浅析黄连阿胶汤与栀子豉汤之虚烦不得眠［J］. 中国中医药现代远程教育，2016，14（6）：56-73.

［3］成无己. 注解伤寒论［M］. 北京：中国医药科技出版社，2016：114.

［4］张沁园，张弛. 经方解郁［M］. 济南：山东大学出版社，2016：90.

［5］柯韵伯. 伤寒来苏集［M］. 北京：中国医药科技出版社，2016：164.

［6］孙星衍. 孙冯翼辑. 神农本草经［M］. 太原：山西科学技术出版社，2017：193.

［7］徐大椿. 神农本草经百种录［M］. 北京：中国医药科技出版社，2017：60.

［8］尤在泾. 伤寒贯珠集［M］. 北京：中国医药科技出版社，2016：76.

［9］刘志龙，黎崇裕. 100首经方方证要点［M］. 北京：中国中医药
　　出版社，2015：102.

［10］林盛进. 经方直解［M］. 北京：中国中医药出版社，2015：
　　543.

［11］黄元御. 长沙药解［M］. 北京：中国医药科技出版社，2009：
　　68.

《伤寒杂病论》眩晕经方与原发性
高血压的关系探讨

原发性高血压是由于体循环动脉压增高所致，以头晕、头痛、颈项板紧、疲劳、心悸为常见症状的心血管疾病，高血压是现代疾病，属于中医"眩晕""头痛""中风"的范畴。《伤寒杂病论》中并没有直接描述高血压的条文，但有关"头眩""头痛"等高血压临床表现的条文论述较多，并且创立了很多有效的经方。眩是指眼花或眼前发黑，晕是指头晕甚或感觉自身或外界景物旋转。二者常同时出现，统称为"眩晕"，轻者闭目即止；重者如坐车船，旋转不定，不能站立，或伴有恶心、呕吐、汗出，甚或昏倒等症状。现通过眩晕症的相关经方条文及用药分析和临床有关高血压经方治疗文献的综述研究，来探析高血压的经方临床治疗应用。

一、分析条文经旨，解读降压经方

《内经》最早提出"眩冒"这一名词，并指出"诸风掉眩，皆属于肝"，认为病机以肝为主，与髓海不足、血虚、邪中等多种因素有关。《伤寒杂病论》中对于眩晕的表述名称很多，有"起则头眩""目眩""头眩""眩悸""癫眩""冒""冒眩"等，涉及的经方有 12 首，如表 2 所示。

表 2 《伤寒杂病论》对眩晕的表述名称

表述名称	经方
冒	大承气汤
起则头眩	苓桂术甘汤，葵子茯苓散
目眩	小柴胡汤，桂枝加龙骨牡蛎汤，苓桂术甘汤

表述名称	经方
头眩	真武汤，桂枝芍药知母汤
眩	甘草干姜汤
冒眩	泽泻汤，茵陈蒿汤
眩悸	小半夏加茯苓汤
癫眩	五苓散

通过查阅大量文献，发现治疗眩晕的 7 首经方绝大多数都能治疗原发性高血压病，笔者统计近 10 年来中国知网以大承气汤治疗原发性高血压临床病例共计 368 例，其中有效率达到 85%；小柴胡汤治疗原发性高血压临床病例共计 462 例，其中有效率达到 95.5%；苓桂术甘汤治疗原发性高血压临床病例共计 746 例，其中有效率达到 88.35%；泽泻汤治疗原发性高血压临床病例共计 852 例，其中有效率达到 89.32%；真武汤治疗原发性高血压临床病例共计 268 例，其中有效率达到 86.2%；五苓散治疗原发性高血压临床病例共计 463 例，其中有效率达到 88.32%；桂枝加龙骨牡蛎汤治疗原发性高血压临床病例共计 196 例，其中有效率达到 87.32%。

二、典型的高血压的经方临床治疗应用论述

大承气汤：杜云华选择住院的高血压脑出血伴有意识障碍的 44 例病人用大承气汤保留灌肠配合西药常规治疗，与单用西药常规治疗进行对照观察，结果显示两组统计学处理有显著性差异（$P < 0.01$），说明加用大承气汤保留灌肠能加速脑水肿的消退，促进脑细胞功能的恢复。梅春龙等将 106 例急性非外伤性脑出血病人随机分两组，均予无创机械通气和脑出血常规方案治疗，试验组同时给予加味大承气汤灌肠治疗，发现试验组通气时间、首次撤机成功率、治疗有效率等各项指标均高于对照组。由此可见，大承气汤主要应对高血压脑出血病人疗效确切，高血压脑出

血中医学谓之"中风",大承气汤泄其热、下其燥结,使邪热无所依,起到釜底抽薪、急下存阴的作用,使中风诸证缓解。《伤寒论》242 条:"病人小便不利,大便乍难乍易,时有微热,喘冒不能卧者,有燥屎也,宜大承气汤。"此处的眩晕由燥屎内结肠腑,浊气攻冲于上所致,方用大承气汤泻热去实,邪热浊气得泄,则眩晕自止。

小柴胡汤:蒲德仁将 136 例病人按照数字表法随机分为两组,试验组用小柴胡汤辅助治疗,与单用西医综合治疗作对照观察,发现试验组较对照组脑血流量明显增加,降压效果优于对照组($P < 0.05$),顾雄华等研究证实对于女性围绝经期高血压合并焦虑状态,在口服厄贝沙坦片基础上加用天麻钩藤饮合小柴胡汤,治疗效果明显优于较单纯口服厄贝沙坦片组。可见,小柴胡汤可明显改善原发性高血压病人的眩晕症状,增加脑血流量,与天麻钩藤饮合用治疗围绝经期高血压效果更佳。《伤寒论》263 条少阳病提纲证"少阳之为病,口苦,咽干,目眩也",少阳病提纲证用小柴胡汤和解少阳、运转枢机则邪去病解,头眩自止。围绝经期综合征是情志病,属于中医"百合病""郁证""脏躁"范畴,属特殊人群高血压,情志病主要责之肝失疏泄,两方合用共奏疏肝健脾、解郁安神作用。

苓桂术甘汤:卢亚萍等用苓桂术甘汤加味(茯苓 30g,肉桂 5g,白术 15g,甘草 19g,远志 10g,附片 15g)治疗一位高血压病史 18 年并高血压心脏病的病人,服药月余,头晕、胸闷、心悸消失,双膝以下浮肿消退,血压稳定在 140/80mmHg,随诊年余未再复发。夏忠诚用苓桂术甘汤(茯苓 30g,桂枝 15g,白术 25g,甘草 10g)加制附片 10g,益母草 15g,泽兰 10g,怀牛膝 20g,珍珠母 20g,葛根 30g,丹参 20g,生姜 3 片,治疗一例血压 180/100mmHg 者,连服 5 剂后,血压降至 130/80mmHg,其他症状消失。可见苓桂术甘汤尤其适用于脾虚痰湿之老年高血压。苓桂术甘汤见于《伤寒论》67 条"伤寒,若吐、若下后,心下逆满,气上冲胸,起则头眩，脉沉紧，发汗则动经，身为振振摇者，茯苓桂枝白术甘草汤主之"，和《金匮要略·痰饮咳嗽病脉证并治》16 条"心下有痰饮，胸胁支满，目眩，苓桂术甘汤主之"，两者均是痰饮为患，治以苓桂术甘汤温阳健脾利水。此类高血压病病人，临床每见形体偏胖，素多痰湿，抗病力差，易于感冒，稍有饮食不慎即损伤脾胃，聚湿为饮发为眩晕，苓桂术甘汤乃涤饮与扶阳并施，调卫与合营共治之方，使中阳得健、痰饮得化、眩晕得止。

泽泻汤：高怡等选取高血压病人 64 例，对照组采用辨证模式治疗，观察组在此基础上加用泽泻汤加味治疗，治疗 1 个月期间对比两组病人血压变化以及治疗有效率，观察组 93.75%，而对照组为 81.25%，对比差异显著（$P < 0.05$），说明泽泻汤降压效果显著。袁圆等发现泽泻汤能显著降低肾性高血压复合高脂血症大鼠 SBP、TC、TG、LDL-C（$P < 0.05$），升高 HDL-C（$P < 0.05$），并能减轻其脂肪肝、肾小球动脉硬化及胸主动脉中膜增厚症状；崔静选取高血压病人 120 例，对照组采取一般西药治疗，观察组在西药治疗的同时，加用泽泻汤联合半夏白术天麻汤，对比两组治疗效果发现观察组、对照组的总有效率分别是 96.7%、85%，观察组明显高于对照组，差异有统计学意义（$P < 0.05$）。可见泽泻汤有很好的降压调脂作用，并对肝、肾及胸主动脉有较好的保护作用。泽泻汤见于《金匮要略·痰饮咳嗽病脉证并治》25 条"心下有支饮，其人苦冒眩，泽泻汤主之"，心下水饮上犯，蒙蔽清阳，故苦于头昏目眩，方用泽泻汤利水消饮，与半夏白术天麻汤合用可明显增强治疗效果。

真武汤：周明等采用真武汤联合苯磺酸氨氯地平片、硝苯地平软胶囊治疗 30 例肾阳虚型高血压病病人，并与使用苯磺酸氨氯地平片、硝苯地平软胶囊治疗 30 例对照观察，结果试验组总有效率 86.67%，明显优于对照组 53.33%，且试验组降低血压值幅度更大。李兴华等将 60 例老年肾阳虚型高血压病人随机分为服用硝苯地平缓释片的对照组，以及在服用硝苯地平缓释片基础上服用真武汤的观察组，研究发现，观察组降低血压的临床疗效与对照组无显著性差异（$P > 0.05$），但是其中医证候的改善明显高于对照组，两组比较有显著性差异（$P > 0.05$），可见，真武汤对高血压尤其是肾阳虚型高血压病病人有显著疗效。真武汤见于《伤寒论》82 条"太阳病发汗，汗出不解，其人仍发热，心下悸，头眩，身𥆦动，振振欲擗地者，真武汤主之"，此条论述太阳病误治伤及太阴阳气，阳虚水不化津上扰清阳而致头目眩晕，方用真武汤温阳利水。

五苓散：吴君等研究发现五苓散可以降低 DOCA-Salt 高血压大鼠的血压，增加尿排泄。同时可以增加大鼠血清 Na^+ 排出，胡智芬应用五苓散加味（桂枝 10g，茯苓 15g，猪苓 15g，白术 10g，小蓟、菟丝子、补骨脂各 20g，黄芪、鹿含草、白茅根各 30g，生蒲黄包煎 15g，水煎服，早晚 2 次温服，共 15 剂）联合苯磺酸氨氯地平治疗慢性肾炎高血压下肢水肿，三诊病人双下肢仅有轻度水肿，其他全身症状减轻或消失，效果显著。五苓散提取液可以增加模型大鼠肾血流量，降低血管紧张素 Ⅱ 和组织内皮素水平，增加 24 小时尿量，减少 24 小时尿蛋白含量，可见五苓散的降压作用可能是通过利尿排钠实现的，类似于现代降压药中的利尿剂。《伤寒论》第 31 条"假令瘦人脐下有悸，吐涎沫而癫眩，此水也，五苓散主之"，下焦膀胱气化不行，水饮扰动，阻碍清阳上达则眩，方用五苓散化气利水，导饮下出。

桂枝加龙骨牡蛎汤：任德启等选取高血压伴失眠症病人各 62 例，对照组在基础治疗的基础上给予氯硝西泮片，试验组在对照组基础上加用桂枝加龙骨牡蛎汤，试验组较对照组 PSQI 总分下降以及降低病人的基线血压更明显，叶思文将老年单纯收缩期高血压分为口服艾司唑仑的对照组和在此基础上加用桂枝龙骨牡蛎汤口服的试验组，结果显示试验组 24 小时平均收缩压和白昼、夜间收缩压负荷的下降幅度均优于对照组，所以桂枝加龙骨牡蛎汤对于老年单纯收缩期高血压病人睡眠障碍有治疗作用，配合西药更有助于控制血压平稳。《金匮要略·血痹虚劳病脉证并治》第8条"夫失精家，少腹弦急，阴头寒，目眩（一作目眶痛）……桂枝加龙骨牡蛎汤主之"，久患失精之人，精衰血少，清窍失养而见目眩，治用桂枝甘草龙骨牡蛎汤调和阴阳，潜镇摄纳，如此则阴阳调和，精不外泄，眩晕自除。

此外5首关于眩晕经方，未在临床上检索到用于原发性高血压病的治疗，其中小半夏加茯苓汤证被刘渡舟称为胃病眩晕，其病机主要为脾胃失健，痰饮停于胃脘致胸腹间气机痞塞，水饮上逆蒙蔽清阳致眩；葵子茯苓散的病机为妊娠致膀胱气化不利，湿阻阳遏，清阳不升，致起则头眩；甘草干姜汤之眩晕是因上焦肺气虚冷，肺主治节气化功能失常，清阳不升所致；桂枝芍药知母汤之头眩则为痹证表里皆有水湿，水气上冲所致；茵陈蒿汤之头眩则为湿热内蕴，进食加重胃中湿热浊阻致清阳不升所致，均与原发性高血压的病机不符。

三、分析方药组成，明确药物功效

表3　经方组成

经方	组成
大承气汤	枳实、厚朴、大黄、芒硝
小柴胡汤	柴胡、人参、黄芩、甘草、半夏、生姜、大枣
苓桂术甘汤（《伤寒论》）	茯苓、桂枝、白术、甘草、
泽泻汤	泽泻、白术
真武汤	茯苓、芍药、生姜、白术、附子
五苓散	泽泻、猪苓、茯苓、白术、桂枝、
桂枝加龙骨牡蛎汤	桂枝、芍药、生姜、甘草、大枣、龙骨、牡蛎

笔者将上述有明显降压作用的经方中的药物做了统计，发现白术用了4次，茯苓、桂枝、生姜、甘草各用了3次，泽泻、芍

药、大枣各用了 2 次，枳实、厚朴、大黄、芒硝、半夏、附子、柴胡、黄芩、人参、龙骨、牡蛎、猪苓各用了 1 次，根据用药频次，可见茯苓、白术、桂枝、生姜是《伤寒杂病论》中治疗头眩的常用药，通过分析药物功用以及查阅现代临床研究可发现上述药物中多具有降压作用。

茯苓：西医学证明茯苓通利小便，可以排出体内多余的水分，减轻血管压力而降低血压。茯苓一药，首见于《神农本草经》，"茯苓甘平。主胸肋逆气，忧恚，惊邪，恐悸，心下结痛，寒热烦满，咳逆，口焦舌干、利小便"。《本草思辨录》云"抑其能治饮治水，能使上、中、下流泄之于小便者有故"，善于渗泄水湿，通利小便，使湿无所聚，痰无所生，可治痰饮之目眩心悸，常配伍桂枝、白术、甘草等。

桂枝：桂枝的主要成分为桂皮醛，另外尚含有酚类、有机酸、多糖、苷类、香豆精及鞣质等，实验研究证明桂皮醛对肾上腺皮质性高血压有降压作用。在 120~360mg/kg 剂量范围内，依赖性地降低 BP、LVSP，且 360mg/kg 桂皮醛对麻醉大鼠的 HR 也有显著的抑制作用。离体血管灌注实验显示，桂皮醛在 0.015~15mmol/L 浓度范围内，可以剂量依赖性地舒张大鼠的胸主动脉。《神农本草经》谓桂枝"味辛，温。主治上气咳逆，结气，喉痹，吐吸，利关节，补中益气"。

泽泻：冯欣煜等认为泽泻的降压机制是泽泻中的萜类化合物具有 Ca^{2+} 阻滞作用，并且可以抑制交感神经释放去甲肾上腺素，豆甲泰等研究发现泽泻醇 A 和泽泻醇 B 的松弛血管作用可以抵消机体内由肾上腺引起的主动脉收缩所导致的血压升高，泽泻醇也可以抑制由血管紧张素分泌引起血管收缩所导致的血压升高。《神农本草经》谓泽泻"主风寒湿痹，乳难消水"，本品甘寒淡渗，其利水渗湿作用较强，治疗水湿停蓄之小便不利、水肿，常与茯苓、猪苓、桂枝等配用，治痰饮停聚，清阳不升之头目昏眩，常与白术同用。

柴胡：吴欣芳等研究得出柴胡加龙骨牡蛎汤联合西医降压药物治疗高血压病伴焦虑，能够增强降压疗效，改善病人的焦虑程度；同时柴胡治疗高血压和由高血压引起的耳鸣有良好的疗效。柴胡在《神农本草经》中被列为上品，"味苦，平。主心腹，去肠胃中结气，饮食积聚，寒热邪气，推陈致新"，有透表泄热、疏肝解郁、升举阳气的功效。

黄芩：近期研究证明，黄芩通过对血管的舒张作用达到降压的目的，黄芩对大鼠胸主动脉环和肾动脉狭窄高血压模型大鼠的舒张作用就非常明显，但是对正常大鼠的血压没影响。黄芩在《神农本草经》中被列为中品，"味苦，平。主诸热黄疸，肠泄利，逐水，下血闭，恶疮，恒蚀火疡"，有清热燥湿、泻火解毒、止血、安胎的功效。

白芍：现代药理研究证明白芍总苷可（TGP）明显扩张冠状血管和外周血管，降低血压，Jin 等发现芍药乙醇提取物诱导苯肾上腺素预处理大鼠的血管平滑肌松弛、主动脉血管舒张。芍药在《神农本草经》中被列为中品，《本经》描述芍药"味苦，平。主邪气腹痛，除血痹，破坚积、寒热、疝瘕，止痛，利小便，益气"，有养血柔肝、缓中止痛、敛阴收汗的功效。

四、总结

通过对《伤寒杂病论》原文及经方的总结，不难发现张仲景对于眩晕一证主要从痰饮立论，选取的药物多属淡渗利湿、燥湿利水之品，所载方剂及用药经现代实验或药理研究多具有降压作用，对后世高血压的临床治疗有重大的指导作用，充分体现了仲景在辨证用药上的先进性。当然，高血压病机复杂，证型繁多，《伤寒杂病论》也只是涉及到部分内容，因此应结合西医学对高血压的认识，深入研究传统经方及中药，以求对高血压的认识更为深入和完善。

（仪凡　王诗源）

参考文献

［1］张薛光，张玲玲．经方各家学说概论［J］．中国中医基础医学杂志，2010，（08）：633-635．

［2］周仲瑛．中医内科学［M］．北京：中国中医药出版社，2007，2．

［3］周媛，杨彦伟，王松鹏，等．经方在治疗眩晕病中的应用［J］．中医临床研究，2017，9（01）：90-91．

［4］贾峻，沙明波．经方治疗颈椎病眩晕之临床心得［J］．中华中医药杂志，2017，32（01）：166-168．

［5］李云峰．眩晕的经方治验体会［J］．临床医药文献电子杂志，2014，1（05）：740．

［6］沈金波．经方论治眩晕验案四则［J］．湖北中医杂志，2013，35（05）：47-48．

［7］郭进财，刘雪娜，洪炳根．眩晕病的经方诊治思路［J］．中国中医急症，2012，21（07）：1111-1112．

［8］孙得利，刘亚琴．经方治疗阳虚眩晕症辨析［J］．中医临床研究，2011，3（19）：82．

［9］赵琳．应用经方从痰饮论治高血压性眩晕［J］．中国民间疗法，2011，19（08）：41．

［10］李杨，杨建宇，曹云．经方治疗原发性高血压的研究进展［J］．中国中医药现代远程教育，2011，9（12）：161-163．

［11］朱崇华．运用经方辨病、辨证相结合治疗眩晕［J］．光明中医，2005（03）：22-23．

［12］杜云华．大承气汤保留灌肠治疗急性高血压脑出血伴意识障碍23例［J］．中国中医药科技，2000，7（1）：57．

［13］邓旭光，张李兴．伤寒方治疗原发性高血压心得［J］．深圳中西医结合杂志，2007，17（6）：362-364．

［14］梅春龙，徐艳．加味大承气汤灌肠结合无创通气治疗急性非外伤性脑出血并发呼吸衰竭疗效观察［J］．现代中西医结合杂志，2017，26（24）：2707-2709．

[15]蒲德仁.小柴胡汤在原发性高血压病中的应用68例[J].内蒙古中医药,2011,30(02):6.

[16]顾雄华,刘芊,贺小芳.天麻钩藤饮合小柴胡汤治疗围绝经期高血压合并焦虑状态临床观察[J].北京中医药,2012,31(04):305-308.

[17]卢亚萍,彭素娥.苓桂术甘汤临证新用三则[J].实用中西医结合临床,2012,12(05):75-76.

[18]夏忠诚,李伟,张丽.苓桂术甘汤治疗高血压病临床探讨[J].江西中医药,2006,37(278):45-46.

[19]高怡,白如玉.泽泻加味方治疗高血压病临床疗效研究[J].中药药理与临床,2015,31(01):320-321.

[20]袁圆,赵军,高惠静,等.泽泻汤对肾性高血压复合高脂血症大鼠的影响[J].中国临床药理学杂志,2013,29(03):205-207.

[21]崔静.高血压采用泽泻汤联合半夏白术天麻汤的疗效观察[J].中西医结合心血管病电子杂志,2016,4(26):164-165.

[22]周明,陈华良.真武汤治疗肾阳虚型高血压病30例分析[J].实用中西医结合临床,2014,14(12):68-69.

[23]李兴华,沈宏春.真武汤治疗60例老年性高血压肾阳虚证的疗效观察[J].中医临床研究,2012,4(06):76-77.

[24]吴君,徐迎涛,梁伟玲,等.五苓散对DOCA-Salt高血压大鼠血压和尿量及离子浓度的影响[J].山西中医,2016,32(12):45-47.

[25]胡智芬.五苓散加味联合苯磺酸氨氯地平治疗慢性肾炎高血压下肢水肿医案一则[J].实用中医内科杂志,2012,26(10):65-66.

[26]刘洋,苏凤哲,徐华洲,等.五苓散对腹泻模型小鼠结肠AQP-4mRNA表达的影响.中国中医基础医学杂志,2005,11(3):197-198.

[27]任德启,贾刘云,孟毅,等.桂枝加龙骨牡蛎汤治疗高血压伴失眠症62例[J].中国中医药现代远程教育,2016,14(11):

66-69.

[28] 叶思文. 桂枝加龙骨牡蛎汤治疗老年单纯收缩期高血压合并睡眠障碍临床观察 [J]. 新中医, 2012, 44 (12): 28-29.

[29] 谭智敏, 于海峰, 邓华亮, 等. 基于《伤寒杂病论》"眩、冒"辨证探讨梅尼埃病的辨治思路 [J]. 世界中西医结合杂志, 2018, 13 (03): 324-327, 440.

[30] 涂燕芬, 郭进财. 浅析张仲景治眩精神 [J]. 中国中医急症, 2014, 23 (06): 1096-1098.

[31] 舒友廉. 刘渡舟教授应用小半夏加茯苓汤经验 [J]. 北京中医药大学学报, 1997 (03): 48-49.

[32] 邵岩岩, 朱丹, 杨光辉, 等. 药食两用中药茯苓的研究进展. 中华中医药学会中药化学分会第九届学术年会论文集 (第一册).

[33] 清·顾观光辑, 杨鹏举校注. 神农本草经 [M]. 北京: 学苑出版社, 2002: 91.

[34] Yao Y, Huang H Y, Yang Y X, et al. Cinnamic aldehyde treatment alleviates chronic unexpected stress-induced depressive-like behaviors via targeting cyclooxygen-2 in mid-aged rats [J]. J Ethnopharmacol, 2015, 162: 97.

[35] 徐明, 余璐, 丁媛媛, 等. 桂皮醛对麻醉大鼠降血压作用的实验研究. 心脏杂志, 2006, 18 (3): 272-277.

[36] 冯欣煜, 姚志凌. 泽泻药理研究与临床新用[J]. 中国医药指南, 2007, 37-38.

[37] 豆甲泰, 李胜文. 中药泽泻对心血管系统作用的发展研究 [J]. 中外医疗, 2012, 31 (20): 191.

[38] 吴欣芳, 谢相智, 许国磊, 等. 柴胡加龙骨牡蛎汤治疗原发性高血压病伴焦虑的临床观察 [J]. 世界中西医结合杂志, 2016, 11 (11): 1497-1499.

[39] 益文杰, 张丽敏, 佟继铭. 黄芩茎叶总黄酮对正常及肾动脉狭窄模型大鼠血压的影响 [J]. 中国临床康复, 2006, 10 (31): 180-181.

［40］许激扬，张映桥，卞筱泓，等．中药有效组分配伍对离体大鼠胸主动脉环的舒张作用［J］．中国实验方剂学杂志，2012，18（14）：147-151．

［41］张利．白芍的药理作用及现代研究进展［J］．中医临床研究，2014，6（29）：25-26．

［42］Jin SN，Wen JF，Wang T T，Kang D G，Lee HS，Cho KW．Vasodi-latory effects of ethanol extract of Raeoniae Rubra and itsmechanism of action in the rat aorta［J］．J Ethnopharmac ol，2012，142（1）：188-193．

《伤寒杂病论》眩晕症辨治规律探析

眩是指眼花或眼前发黑，晕是指头晕甚或感觉自身或外界景物旋转。二者常同时并见，统称为"眩晕"，轻者闭目即止；重者如坐车船，旋转不定，不能站立，或伴有恶心、呕吐、汗出，甚或昏倒等症状。眩晕一证是《伤寒杂病论》中的常见症状，涉及的经方有 10 余首，对于眩晕的表述有"眩""头眩""目眩""眩悸""振振欲擗地""冒眩"等，"眩"，《说文解字》对其解释为"目无常主也"，即眼花之意；"冒"，为"冡而前也"，即蒙覆着眼睛前进，眩冒并称，即头目眩晕如蒙物。眩晕一症，在《伤寒论》中广泛分布于太阳、少阳、阳明、太阴、少阴各篇，在《金匮要略》则见于中风历节、肺痿、痰饮、血痹虚劳、妇人妊娠、妇人产后等杂病各篇。因其病因病机不同，病证虚实各异，故治亦有别。现将《伤寒杂病论》眩晕的理法方药探讨如下。

一、风火相煽

头为诸阳之会，十二经脉之气血皆上营清窍，感受外邪，血气不和，风火相煽则发为头眩。《伤寒论》第 263 条少阳病提纲证"少阳之为病，口苦，咽干，目眩也"，火性炎上，邪犯少阳，胆火内郁，火热循经上扰则头目昏眩。少阳病的治疗要点当和解半表半里之邪，方用小柴胡汤，方中柴胡苦平，透泄少阳之邪，黄芩苦寒清泄少阳之热，半夏、生姜和胃降逆止呕，人参、大枣、甘草益气健脾，扶正祛邪，诸药合用，和解少阳、运转枢机则邪去病解，头眩自止。

二、三焦饮停

痰饮是水液代谢障碍产生的病理产物，与痰饮形成联系最密切的脏腑为肺、脾、肾三脏，肺主治节，若肺失宣肃，津液不化，则可凝聚成痰；脾主运化，脾胃受伤，运化无权，水湿内停，则可凝聚成痰；肾司开阖，肾阳不足，开阖不利，水湿上泛，亦可聚而为痰。因水饮停聚部位不同，病情轻重有异，所以治疗上也各有所侧重。痰湿之邪易阻滞气机，使清阳难以上达而见头眩，对于痰饮型眩晕，仲景采用三焦辨证方法：上焦辨肺，中焦辨脾胃，下焦辨肾。

肺为水之上源，若上焦虚冷，阳虚不能化气，气虚无以摄津，下焦阴水失制，水气上冒发为眩晕。《金匮要略·肺痿肺痈咳嗽上气病脉证治》第5条"肺痿吐涎沫而不咳者，其人不渴，必遗尿，小便数，所以然者，以上虚不能制下故也。此为肺中冷，必眩，多涎唾，甘草干姜汤以温之。若服汤已渴者，属消渴"，肺中阳气虚衰，津气不布而见眩晕，方用甘草干姜汤温肺复气，方中甘草、干姜辛甘化阳，温养肺胃，培土生金，振奋中阳。其病貌似在肺，其责却在脾，脾为生痰之源，肺为贮痰之器，脾寒不能摄涎，故"吐涎沫而不咳"，"其人不渴"，土能生金，脾暖肺必温，因此甘草干姜汤以温脾胃之阳，降寒气之逆，是温脾而暖肺之剂。

饮停中焦脾胃分实证和虚证，饮停于胃，实证如《金匮要略·痰饮咳嗽病脉证并治》篇第25条所述"心下有支饮，其人苦冒眩，泽泻汤主之"，泽泻汤证的"苦冒眩"，言其头目冒眩之苦，心下水饮上犯，蒙蔽清阳，故苦于头昏目眩，方用泽泻汤利水消饮，白术健脾利水使水无所化，泽泻利水而引水下行，两者合用则水去眩止；第30条"卒呕吐，心下痞，膈间有水，眩悸者，小半夏加茯苓汤主之"。饮停于胃，水饮妨碍清阳上达，则见眩晕，方用小半夏加茯苓汤利水化饮，降逆止呕，半夏、生姜开宣阳气、降逆散饮，茯苓健脾利水，则呕吐眩晕自止。小半夏加茯苓汤用于饮证所致之呕、痞、悸、眩等症，是后世医家治疗饮证之基础方。

以兼症形式出现眩晕者也有，其机制为虚易生痰湿，亦易为湿邪所困。《金匮要略·中风历节病脉证并治》第5条"诸肢节疼痛，身体魁羸，脚肿如脱，头眩短气，温温欲吐，桂枝芍药知母汤主之"，气机不利，湿阻中焦妨碍清阳上达则见头眩短气，治以桂枝芍药知母汤祛风除湿、温经散寒，方中桂枝、麻黄祛风解表、散寒通阳，白术、防风祛风除湿，附子散寒除湿，知母、芍药养阴清热，生姜、甘草和中，诸药合用，则风湿去，清阳升，眩晕除；《金匮要略·黄疸病脉证并治》第13条"谷疸之为病，寒热不食，食即头眩，心胸不安，久久发黄为谷疸，茵陈蒿汤主之"，论述谷疸的证治，饮食不节，湿热蕴积脾胃，若进食则脾胃湿热更甚，上熏则头眩，治用茵陈蒿汤清利湿热、活血退黄。方中茵陈、栀子合用泄热除湿、通利小便，大黄荡涤邪热、通利大便，三药合用可使湿热从二便而去。

《伤寒论》第67条"伤寒，若吐、若下后，心下逆满，气上冲胸，起则头眩，脉沉紧，发汗则动经，身为振振摇者，茯苓桂枝白术甘草汤主之"以及《金匮要略·痰饮咳嗽病脉证并治》第16条"心下有痰饮，胸胁支满，目眩，苓桂术甘汤主之"，前者属伤寒误用吐下损伤脾阳，脾阳虚运化失职，水饮停聚，饮邪阻于中焦，清阳无以上荣，则见头眩，后者因胃中有痰饮，饮阻于中，清阳不升则发为眩晕，两者均是痰饮为患，治以苓桂术甘汤温阳健脾利水。茯苓健脾利湿，饮属阴邪，非阳不化，"治痰饮者，当以温药和之"，遂以桂枝温阳以化饮，白术健脾燥湿，甘草益气和中，四药合用使中阳得健、痰饮得化、眩晕得止。

《伤寒论》82条"太阳病发汗，汗出不解，其人仍发热，心下悸，头眩，身𥆧动，振振欲擗地者，真武汤主之"，此条论述太阳病误治伤及太阴阳气，阳虚水不化津上扰清阳而致头目眩晕，方用真武汤温阳利水，用附子温肾助阳、化气行水，白术健脾燥湿，茯苓利水渗湿，生姜温胃散水，配伍酸收之芍药，其意有四：一者利小便以行水气，《本经》言其可"利小便"，《名医别录》亦谓之"去水气，利膀胱"；二者柔肝缓急以止腹痛；三者敛阴舒筋以解筋肉𥉉动；四者防止附子燥热伤阴。诸药合用则温脾肾以助阳气，利小便以祛水邪，眩晕自止。

三、膀胱气化阻遏，水湿停聚

《金匮要略·妇人妊娠病脉证并治》中的第 8 条："妊娠有水气，身重，小便不利，洒淅恶寒，起即头眩，葵子茯苓散主之。"妊娠水气即后世所谓的"子肿"，因于胎气影响，膀胱气化被阻，水湿停聚所致，水阻清阳，清阳不升则头眩，本病的关键是气化不行，方选葵子茯苓散利水通阳，葵子滑利通窍，茯苓淡渗利水，使小便通利而水湿去，水有去路而气化阳通，则诸症可愈，此与叶天士的"通阳不在温，而在利小便"之说法相合。值得注意的一点，葵子易造成滑胎，故用量不宜过大。

四、阴阳两虚，清空失养

《金匮要略·血痹虚劳病脉证并治》第 8 条："夫失精家，少腹弦急，阴头寒，目眩（一作目眶痛）……桂枝加龙骨牡蛎汤主之。"久患失精之人，阴精耗损太过，阴损及阳，久而阴阳两虚，精衰血少，清窍失养而见目眩，正如《内经》所言"髓海不足，则脑转耳鸣，胫酸眩冒"，此眩晕常兼目眶抽痛，除男子遗精、女子梦交等失精表现之外，尚有少腹弦急、阴部寒冷以及脉极虚芤迟等阴损及阳的表现，治用桂枝甘草龙骨牡蛎汤调和阴阳，潜镇摄纳。方中桂枝汤调阴阳、和营卫，龙骨和牡蛎可以涩精止遗，如此则阴阳调和，精不外泄，眩晕自除。

五、阳气郁闭过重

《伤寒论》46 条："太阳病，脉浮紧，无汗，发热，身疼痛，八九日不解，表证仍在，此当发其汗。服药已微除，其人发烦目瞑，剧者必衄，衄乃解。所以然者，阳气重故也。麻黄汤主之。""目瞑"即目昏眩之意，"阳气重"即血液在表部郁滞重，表证不解可以导致眩晕，因为汗出不彻，可借衄而解，若汗法得当，则表和而眩晕止。

六、阴竭阳脱，阴阳离决

《伤寒论》第 297 条："少阴病，下利止而头眩，时时自冒者死。"少阴病，并于太阴而下利，下利止，要辨佳恶。胃气复，利止为佳；里虚已极，无利可下而利止为恶，本条属后者，为恶象，胃气不复，精气泄尽而利止，血虚上竭，头眩而时时昏冒。少阴病眩冒下利止，为阳脱阴竭、阴阳离决之危候，故曰"死"。

七、仲景眩晕症的辨证思路分析及临床指导意义

仲景论治眩晕，既沿袭了《内经》"诸风掉眩，皆属于肝"的理论，又不拘泥于古经，指出眩晕病机多样，有风火相煽、燥热、寒湿、湿热、痰饮、精亏等，病性有阴阳虚实之分，实证多是水湿痰饮为患，虚证多责之脾肾阳虚、精血亏虚。

仲景对于眩晕一证主要从痰饮立论，对于痰饮型眩晕，仲景采用三焦辨证方法，三焦辨证理论起源于《内经》《难经》，奠定了后世温病学派的理论基础。上焦辨肺，中焦辨脾，下焦辨肾。饮停上焦由肺失宣肃所致；中焦病由脾失运化所致；饮停下焦由肾失气化所致，上述三焦辨证定位，基本涵盖了痰饮型眩晕的病因病机。在痰饮型眩晕的治疗上，仲景在《金匮要略》中提出"治痰饮者，当以温药和之"的治疗原则，饮为实邪，遇寒则凝滞，遇热则黏腻，故用辛温之品温化乃可散之，权衡用药使全方偏温性，常用桂枝、干姜、细辛等辛温之品。治疗上多采用利水化饮、温阳利水、健脾利水之法，创立了多首治疗痰饮型眩晕的经方，如苓桂术甘汤、五苓散、真武汤等，仍为后世所广泛沿用。

此外，重视中焦脾胃的运化作用，眩晕的产生与肺、脾、肾、膀胱及三焦等密切相关，尤以中焦脾胃为重，脾胃运化功能正常则气机升降通畅，津液得以正常运行，不致凝聚成痰，而且脾胃

之阳气与一身阳气布散有关，脾胃之阳可调动全身功能，是疾病向愈的关键，在治疗时，多从调理脾胃功能入手，健脾和胃、温中理气，如苓桂术甘汤、甘草干姜汤。仲景对于眩晕的论述不仅承袭《内经》理论，更为后世"无痰不作眩"等医学观点提供了理论依据，尤其对痰饮型眩晕的理论及辨治，对指导临床选方用药具有重大意义。

（仪凡　王诗源）

参考文献

［1］周仲瑛．中医内科学［M］.北京：中国中医药出版社，2007，2.

［2］董昌武，程维克，万四妹．论《伤寒杂病论》眩晕病证辨治规律［J］.安徽中医学院学报，2007，26（4）：1-2.

［3］周媛，杨彦伟，王松鹏，等．经方在治疗眩晕病中的应用［J］.中医临床研究，2017，9（01）：90-91.

［4］李云峰．眩晕的经方治验体会［J］.临床医药文献电子杂志，2014，1（05）：740.

［5］沈金波．经方论治眩晕验案四则［J］.湖北中医杂志，2013，35（05）：47-48.

［6］郭进财，刘雪娜，洪炳根．眩晕病的经方诊治思路［J］.中国中医急症，2012，21（07）：1111-1112.

［7］韩明亮．浅析张仲景从痰饮论治眩晕［J］.河南中医，2010，30（10），944-945.

［8］朱广仁，王效菊．《伤寒》《金匮》中眩晕证的探讨［J］.浙江中医学院学报，1984，8（3）：16-18.

［9］王建康．《伤寒杂病论》痰饮型眩晕之治法与临床运用［J］.中医研究，2006，19（7），9-10.

［10］孙得利，刘亚琴．经方治疗阳虚眩晕症辨析［J］.中医临床研究，2011，3（19）：82.

［11］赵慧．张仲景痰饮眩晕辨治规律及现代运用研究［D］.北京中医药大学，2014：43.

从少阴病思考干燥综合征病机

人体之津液源于阴精、阴血的化生，亦离不开阳气的蒸腾运化。足少阴肾为水火之脏。水为阴，火为阳，为人体阴阳之根本。少阴病阳虚，阳气无力蒸腾津液，则燥；少阴病阴虚，水亏火旺，津液耗伤，亦燥。因而笔者从少阴寒化证与热化证的病理变化思考了干燥综合征的中医发病机制。

一、干燥综合征与医家对其病机认识

干燥综合征（sjogren syndrome，SS）是一种累及泪腺和唾液腺等外分泌腺体为主的慢性炎症性、自身免疫性疾病，以口眼干燥、腮腺肿和关节肿痛等为主要临床表现。干燥综合征多以口眼干燥为主症，肾在液为唾，少阴经脉走于咽，肾水不足则无以上濡口舌，肝在液为泪，肝血不足则无以上润眼窍。而肝肾同源，肝血不足之实乃为肾水不足，无以滋养肝木。故少阴肾中阴水不足为干燥综合征的基本病机之一。《杂病源流犀烛》云："燥之为病，皆阳实阴虚，血液衰耗所致也。"多数学者认为燥证的基本病机是阴虚血亏。

二、少阴病与干燥综合征

笔者研读《伤寒论》282条："少阴病，欲吐不吐，心烦，但欲寐，五六日自利而渴者，属少阴也，虚故饮水自救；若小便色白者，少阴病形悉具。小便白者，以下焦虚有寒，不能制水，故令色白也。"从此条文可发现仲景提出了少阴阳虚，津液不化，可致燥证。成无己《注解伤寒论》对此解释为："肾虚水燥，渴欲饮水自救。"如李东垣所云："气少津液不行，阳气虚衰，水津不能上承，口无津液之濡润，涎无水源之来源。"均表明少阴阳虚无力代谢水液，津液不能发挥濡养滋润的作用，故表现为燥。阳虚与水液代谢异常密切相关。《素问·阴阳应象大论》言："地气上为云。"水气升发于上需阳气蒸腾于下。《素问·经脉别论言》："饮入于胃，游溢精气。"肾为胃之关，因此肾的蒸腾气化在水液代谢过程中起主导作用。如《素问·水热穴论》中所说："肾者牝脏也，地气上者，属于肾，而生水液也。"故肾为水脏，藏精，主津液，肾阳与水液的蒸腾运化密切相关。《医碥》有言："盖命门火衰，不能腐熟水谷，水谷之气，不能熏蒸上润乎肺，如釜底无薪，锅盖干燥，故燥。"其也明确提出了肾阳虚衰无力蒸腾水液与燥证的密切关系。此外，肾者水火之脏。将肾中阴阳比喻为龙与水甚为形象，"肾之脏，水犹海，火犹龙，水暖则龙潜，水寒则龙起，是肾火炎炽为患，皆由肾水虚寒"。肾阳虚，少阴君火无力制约相火则孤龙上越，肾中相火上耗津液，阴津不足，故会出现口眼干燥、口腔溃疡等上焦热盛之证。《素问》言："肾苦燥，即是辛以润之。开腠理，致津液，通气也。"

再就是少阴热化证，这个很好理解。少阴阴气本少，邪入少阴，每每伤阴化燥迅速。一方面，肾中阴水匮竭，津液化生乏源，阴血津液具有濡润人体诸窍、筋脉、肌肉、脏腑的作用，阴血亏虚、津液不足则不能充分发挥濡润的作用，而致燥；另一方面，少阴水火之脏，水竭则火旺，肾中相火妄动，进一步灼伤津液，故而燥。如，少阴阴虚内热致水饮内停则会治"咳而呕渴"的猪苓汤证；少阴心肾不交，心火偏旺，则致口燥咽干的黄连阿胶汤证。

通过对《伤寒论》原文与古籍文献的分析，我认为人体之津液的代谢离不开阴阳平和，不论阳虚抑或阴亏，均可致燥。足少阴肾为水火之脏。水为阴，火为阳，为人体阴阳之根本，故少阴病与干燥综合征的发病密切相关，少阴病阳虚，阳气无力蒸腾津液，则燥；少阴病阴虚，水亏火旺，津液耗伤，亦燥。临床治疗干燥综合征时，可试从少阴肾病辨析，借鉴《伤寒论》中的治疗方法与经方组方机制，或可效如桴鼓。

（王新　王诗源）

参考文献

［1］魏攀，卢松鹤，付静雅，等．原发性干燥综合征 2012 年美国风湿病学会分类标准的临床验证［J］．北京大学学报（医学版），2014，46（02）：306-310．

［2］何贤松，高祥福．辛润法治疗干燥综合征探析［J］．浙江中西医结合杂志，2016，26（11）：1050-1051．

对《金匮要略》鳖甲煎丸方证的理解

笔者在大学四年级的时候，利用业余时间跟诊省中医院肿瘤科的一位老师。在抄方的过程中发现，老师利用鳖甲煎丸加减来治疗肿瘤的频率还是很高的，然而对于此方的认识，笔者在学习《金匮要略》时也仅仅做到了解，印象并不是很深刻，甚至连组成也不是很熟悉。于是便复习课本、查相关资料，发现本方中药物达 23 味，是仲景所载方剂中药味数最多者。然而仲景方以选药精当、用药精练、组方严谨著称，因此便深入学习了一下。同时在中国知网数据库进行检索时发现鳖甲煎丸抗癌、抗肿瘤研究报道达 300 余篇、临床报道 10 余篇，均取得良好效果，但在鳖甲煎丸方证标准的系统阐释方面略显不足，因此笔者便结合相关文献，对本方方证作全面阐释。

一、《金匮要略》中"疟母"发病机制与《内经》记载各异

对于疟疾的记载，在《黄帝内经》中对其病因、病机、症状、治疗方法早有详尽阐述。而对于张仲景《金匮要略》中所言"疟母"，应是疟疾的一种类型，并非与《内经》所载吻合，其两者存在一定区别。《素问·疟论》谓："病疟皆生于风。谓四时病疟，未有不因风寒外束，暑邪内伏者也……藏于皮肤之内，肠胃之外，此营气之所舍也。"指出夏伤于暑，邪微者则舍于营，即暑邪伏藏于人体皮肤中，复在秋季感触风邪，暑与风寒合邪而成疟病，故言疟疾因暑邪而感、兼受风邪而生；又言："营气与卫气并居，合则并作，离则病休。"可见营气与卫气二者又需共存相争，才会有寒热交错的临床表现，故此病邪乃由内达外，应属伏气范畴。观仲景所言疟母，谓之曰："疟脉自弦，弦数者多热，弦迟者多寒。"其从疟病者脉象阐释了疟疾的病机，然此处见弦脉之象，理

解有两种含义，一者因疟疾具有往来寒热、发作有时的特点，而少阳居半表半里是人体阴阳气机升降出入开阖的枢纽，正邪交争常见寒热往来之象，故弦脉符合邪居少阳的特点，属于少阳病范畴；二者脉弦为邪气内郁久聚，以致气郁气结而成疟母，在姚梅龄《临证脉学十六讲》中也明确了弦脉形成机制包括肝胆气郁、风势劲急两种。因此仲景所言疟母乃邪气由外到内，迁延日久积聚少阳而成。对比上述两者，《内经》所谓疟疾应包括疟母，同时仲景在《金匮要略》中又记述了瘅疟、温疟、牝疟等不同类型的疟疾。

二、《金匮要略》中"疟母"症状表现以少阳症候为主

首先，《伤寒论》第96条指出："伤寒五六日，中风，往来寒热，胸胁苦满，嘿嘿不欲饮食……小柴胡汤主之。"此乃少阳病之主证，往来寒热为其主要热型之一，《金匮要略》所载："病疟以月一日发，当以十五日愈。"同时依《内经》所言"有间日发者、有间二日或数日发者"，医家又将疟疾分为间日疟、三日疟等不同类型，均以寒热往来、发有定时为特征表现。其次，"疟脉自弦"为疟疾典型脉象，《素问·玉机真脏论篇》曰："春脉如弦……脉者肝也。"《伤寒论·脉法》中记载："肝者……其脉微弦，濡弱而长，是肝脉也。"是故弦属肝胆之脉，即病在少阳也。对于其余少阳病症状而言，原文并无明确记载。按照六经传变规律来看，古人以五日为一候，到六七日即为病情向愈或转属它经之时，疟母乃病疟日久，其在表邪气必然向里发生传变，仲景却为何没有少阳病症状的描述呢？对此，胡希恕认为疟脉自弦即全部概括此证症状，《伤寒论》中也有少阳证明确症状记载，故仲景不再详细论述。现代部分医书对《金匮要略》的评价中也认为其"有详于方而略于证者，示人当以药测证；有详于证而未列方药者，示人当据证立方"，故现代临床应用鳖甲煎丸时，则依据病人主要症状表现而适当加减以组方用药。

三、鳖甲煎丸中以方测证

鳖甲煎丸集攻补兼施、寒热并用、血湿并治等于一方，药物配伍颇具特色。笔者通过学习，认为对该方证分析应紧紧把握其病机特点。故提出本方证实质是由柴胡汤方证、桃仁承气汤方证、桂枝茯苓丸方证、下瘀血汤方证兼软坚散结消癥、活血祛瘀利水、益气养血扶正治法而成。

柴胡汤方源于《伤寒论·少阳病篇》，代表方为小柴胡汤。主治伤寒少阳病，妇人伤寒、热入血室，疟疾、黄疸与内伤杂病而见少阳证者。从条文记载来看，"胸中烦而不呕、渴、腹中痛、胁下痞硬、心下悸、小便不利、不渴身有微热、咳者"均是或然证，而"往来寒热、胸胁苦满、默默不欲饮食、心烦喜呕"才是本方证必然证。疟母属少阳病，以方测证，如《内经》曰："热淫于内，以苦发之。邪在半表半里，则半成热矣。热气内传，攻之不可，则迎而夺之，必先散热，是以苦寒为主。"故方用柴胡、黄芩，其性味苦寒，分属君臣之位，又柴胡驱少阳之邪、黄芩清胆腑之热；半夏、生姜燥湿化痰、降逆止呕、消痞散结，既助君臣祛邪之力，又兼调脾胃止呕之功；人参、大枣、甘草三者甘温予补，以扶正气而复之。故全方辛甘发散为阳，和解少阳之主方。在鳖甲煎丸中首先将生姜改为干姜，相比而言，干姜为守、生姜为散，疟母虽有癥瘕，但迁延日久必气血阴阳虚衰，若凭生姜辛散，药力迅速而猛烈反致病情加重，而换成干姜，如《药品化义》言："干姜干久，体质收束，气则走泄，味则含蓄，比生姜辛热过之，所以止而不行。"能够让药效缓和有效地作用于人体；其次将甘草及大枣去掉，《本草正义》谓："若病势已亟，利在猛进直追，如承气急下之剂，则又不可加入甘草，以缚贲育之手足，而驱之战阵，庶乎所向克捷，无投不利也。"《本草正》亦云："中满者勿加，恐其作胀，速下者勿入，恐其缓功。"可见甘草性味甘缓，虽有调和诸药之功，却又碍于攻伐之力，大枣亦是，故鳖甲煎丸去之不用，以使药物攻邪之力最佳。

桃核承气汤方出自《伤寒论·太阳病篇》，主治蓄血证。方中桃仁苦平，入血分，善行血滞，为多种瘀血阻滞病要药，居于君药之位；大黄如《药品化义》言："大黄气味重浊，直降下行，走而不守。"故为行药，助桃仁化瘀之功；因血热互结，故配伍咸寒之芒硝，咸能软坚、寒则泄热；桂枝辛温，《医方考》谓："血寒则止，血热则行。"借其辛温之性助瘀血行散，又防芒硝过苦寒而致凝血之变；配伍甘草以调和诸药，固护脾胃。以方测证，《古方选注》云："桃仁承气，治太阳热结解而血复结于少阳枢纽间者，必攻血通阴，乃得阴气上承……必主之以桃仁，直达血所，攻其急结，仍佐桂枝泄太阳随经之余热，内外分解，庶血结无留恋之处矣。"因此与鳖甲煎丸相比而言，病位亦在少阳，病证均属瘀血积滞证，不同之处在于疟母形成时间过长，瘀血留滞过久，若不速去，则难以根治，故鳖甲煎丸中亦去甘草以防攻下之力减弱。

桂枝茯苓丸方源于《金匮要略·妇人妊娠病脉证并治》，主治癥病。仲景云："妇人素有癥病，经水未及三月，而得漏下不止，胎动在脐上者，为癥痼害……当下其癥，桂枝茯苓丸主之。"可见桂枝茯苓丸为攻下剂，尤适宜妇人癥病。方中桂枝温通血脉，芍药和营调血脉，丹皮、桃仁活血行瘀，茯苓健脾渗湿。以观全方，乃为化瘀生新、调和气血之剂。仲景在《金匮要略·水气病脉证并治》指出："经为血，血不利则为水，名曰血分。"即运用活血利水之法。然而在鳖甲煎丸中也有此治法体现，区别在于减去茯苓，配伍了其他利湿药。《本草衍义补遗》所载"茯苓，仲景利小便多用之，此治暴新病之要药也，若阴虚者，恐未为宜。"笔者认为，此非仲景不用茯苓之因，桂枝茯苓丸所治癥病时间亦久，妇人气血阴阳亦衰，故茯苓并非损阴也，而有去湿邪以调阴阳平衡之功，《本经疏证》谓之云："凡此皆起阴以从阳，布阳以化阴，使清者条畅，浊者自然退听，或从下行，或从外达，是用茯苓之旨，在补不在泄，茯苓之用，在泄不在补矣。"因此，鳖甲煎丸中酌情配伍茯苓应用，一者固护脾胃正气，二者祛湿助活血化瘀之力。

下瘀血汤源于《金匮要略·妇人产后病脉证并治》，主治瘀血内结之产后腹痛。方由大黄、桃仁、䗪虫三药组成，大黄荡逐瘀血，桃仁润燥、缓中破结，䗪虫下血，故本方破血之力峻猛。鳖甲煎丸中配伍此方，重在取其破血之力，助鳖甲软坚散结消癥之功。

四、鳖甲煎丸中以药测证

第一，软坚散结消癥。疟母因久病迁延，疟邪假血依痰而成痞块。鳖甲在方中作为君药，为血肉有情之品，实则为滋阴潜阳之功显，然《神农本草经》云："主癥瘕、坚积、寒热，去痞疾、息肉、阴蚀、痔核、恶肉。"后世多用其治疗癥瘕积聚病，原因为何？乃《内经》曰："阴虚则无气，无气则死。盖唯是真阴之气，有化乃有生，有生即有化。"补阴实则助气化瘀血之功，故《神农本草经》首云主治心腹癥瘕坚积寒热。现代多项研究已证明鳖甲具有抗肝纤维化、抗肿瘤、免疫调节、补血等作用。方后注中记载"取锻造下灰一斗"，陶弘景于《本草经集注》云："此煅铁灶中灰尔，兼得铁力故也。"陈藏器云："灶突后黑土，无毒。主产后胞衣不下。"《本草纲目》所载铁主散瘀血、消丹毒，故"锻造下灰"在方中主治癥瘕积聚。

第二，活血祛瘀利水。仲景依据疟母病久、癥瘕难消的特点，从"血不利则为水"的理论应用治血兼治湿治则，又配伍其他活血药及利水药，以使鳖甲煎丸消癥之功更加显著。活血药中，虫类药物有鼠妇、蜣螂两种。蜣螂，《日华子本草》云："能堕胎、和干姜敷恶疮，出箭头。"可见活血之力尤显，鼠妇所主气阻及血、因袭湿热，《本草纲目》谓之可治久疟寒热，同时叶天士以"借虫蚁血中搜逐以攻通邪结"为指导，选用全蝎、露蜂房、蜣螂等虫类药疗诸癥瘕痼疾，可见虫类药物专于入络攻坚，消痰血之积聚。蜂房能攻毒杀虫、攻坚破积，与莪术、全蝎、僵蚕配伍治疗癌肿。乌扇即射干，味苦下泄善降，降则血散肿消，而痰结自解，癥瘕自除矣。紫葳即凌霄花，《本草崇原》云："紫葳，近时用此为通经下胎之药。仲景鳖甲煎丸，亦用紫葳以消额痕，必非安胎之品。"《本草经疏》以其为入肝行血之峻药。故众多活血化瘀药物配伍，又寒热并用，以适疟母往来寒热、瘀血久积之证。利水药中，瞿麦，《本草正》云："瞿麦，性滑利，能通小便，降阴火，除五淋，利血脉……兼血药则能通经破血下胎。"在此方中即配伍活血药应用，破血之功颇显。石韦，《长沙药解》云："石韦，清金泄热，利水开癃。《金匮》鳖甲煎丸用之治疟日久结为癥瘕，以其泄水而消瘀也。"葶苈，《本草十剂》云："泄可去闭，葶苈、大黄之属。此二味皆大苦寒，一泄血闭，一泄气闭。"古有气为血之帅之言，即葶苈除利水化瘀之外，又能调畅气机以推动血行，增强行瘀之力。厚朴，《本草经读》云："厚朴，气味厚而主降，降则温而专于散，苦而专于泄，故所主皆为实证……能散则气行，能泄则血行，故可以治气血痹及死肌也……仲景因其气味苦温而取用之，得《本经》言外之旨也。"与葶苈相类似，行气之余助活血化瘀之功。

《灵枢·邪客》谓："营气者，泌其津液，注之于脉，化以为血。"《读医随笔·气血精神论》云："津亦水谷所化，其浊者为血，清者为津，以润脏腑、肌肉、脉络，使气血得以周行通利而不滞者此也。凡气血中，不可无此，无此则槁涩不行矣。"疟母病证，血行不畅，致营卫之气运行失常，一者营卫失和，寒热往来症状会加剧，二者气运行更阻，瘀血更为严重。因此仲景用多种活血药物又兼利水治血治法，旨取鳖甲煎丸攻下最佳。

第三，益气养血扶正。疟母病久气血耗伤，若单用攻下药物消癥，人体则无法承受峻烈药性，反致病情加重。随言补，然鳖甲煎丸去甘草，反以小柴胡汤中人参加阿胶而用，何也？《内经》曰："精不足者，补之以味。"气血亏虚则肝无以养。先是阿胶归肝肾经，能益阴补血，与人参补气配伍，则气血同调，故用；其次，《本草述》记载："阿胶，其言化痰，即阴气润下，能逐炎上之火所化者，非概治湿滞之痰也。"因此，配伍阿胶主益气养血扶正，又不忘鳖甲煎丸攻下之意，兼取阴气润下之功。

第四，引诸药入血分本方煎煮加以清酒为液，先煮鳖甲成胶状，《本经疏证》云："世之于酒，不谓其引药性上行，即谓其引药性入血……其用意微而情最曲屈者，莫如鳖甲煎丸之煎鳖甲为胶，合诸药成丸……坚邪气者，欲其自内而外，去癥瘕积血者，欲其自上而下，故其所取，有在药内，有在药外之别也。"《本草纲目》曰："其味辛甘，升阳发散，其气燥热，胜湿祛寒，故能开拂郁而消沉积……散痰饮，治泄疟……"是故清酒为用，引诸药以达血分，以增诸药活血消癥之功。

张仲景作为方书之祖，其组方用药令后世叹为观止，其理论源于《内经》。然而鳖甲煎丸药味数达23味，看似杂乱无章，却依然谨遵仲景组方严谨原则。鳖甲煎丸方中，先辨病辨证，病疟母、属少阳，主要表现为少阳病诸症及癥瘕积聚，故以小柴胡汤引药入少阳、鳖甲为君主软坚散结消癥；后依据疟母病证特点，迁延日久，癥瘕难消，气血耗伤，故配伍其他活血祛瘀药，又兼加利水药，提出治血兼治湿治则，并配伍益气养血扶正药以补久病体虚；最后为使诸药行最佳之力，故用清酒煎煮，引药入血分。其方药多而不乱、繁而有章。

（罗伟康　王诗源）

参考文献

［1］陈幼清，程聚生."疟疾不离少阳"的辨证［J］.江苏中医，1964，（07）：4-6.

［2］姜建国，周春祥主编.伤寒论讲义［M］.上海：上海科学技术出版社，2012，7.

［3］姚梅龄.临证脉学十六讲［M］.北京：人民卫生出版社，2012，9.

［4］胡希恕.胡希恕金匮要略讲座［M］.北京：学苑出版社，2008，7.

［5］于惠青，于俊生．对《金匮要略》薯蓣丸方证的理解［J］．中国中医基础医学杂志，2013，19（07）：817-818．

［6］王绵之．王绵之方剂学讲稿［M］．北京：人民卫生出版社，2005，4．

［7］张琦，林昌松主编．金匮要略讲义［M］．北京：人民卫生出版社，2016．

［8］王馨怡，王萌，赵粉琴．论"血不利则为水"在《金匮要略》妇人三篇中的应用［J］．中国中医基础医学杂志，2017，23（07）：897，948．

［9］陶汉华．鳖甲煎丸方义新解与临床应用［J］．山东中医药大学学报，2003，（01）：24-25，27．

［10］唐尹萍，刘焱文．鳖甲研究概况[J]．中国药师，2010，13（03）：423-425．

［11］张波．虫类药的功效及其抗癌作用的文献研究［J］．世界中西医结合杂志，2010，5（08）：650．

［12］钟赣生主编．中药学［M］．北京：中国中医药出版社，2012：446．

对大承气汤君药的辨析

君药是一首方剂的核心。只有正确把握方中君药，才能明白这首方子的意义，进而才能对其主治病症有更深层次的了解。大承气汤作为寒下剂代表方，在临床上有着重大意义。其中，明确组方原则是理解诸药配伍意义以便理法方药结合、综合掌握本方的基础，亦对临床上合理、灵活地加减变化应用有着指导作用。历代医家对于大承气汤的君药主要有两种看法：一是大黄为方中君药，如《成方便读》说："以大黄之走下焦血分，荡涤邪热为君……"。二是大黄、厚朴共为君药，如《伤寒来苏集》中："厚朴倍大黄，是气药为君，味多性猛……欲令大泄下也。"仲景生于东汉，因此对于此两者的辨析应以东汉前本草著作中的记载为主要依据，且大承气汤在后世医家中多见阐述与发挥，因此想以《神农本草经》为主的诸中药著作论述对大承气汤中的君药进行探讨。

一、以《神农本草经》为基础辨析大黄和厚朴

第一，大黄可荡涤通利。《神农本草经》中大黄"味苦、寒，无毒。主下瘀血，血闭，寒热，破癥瘕积聚，留饮宿食，荡涤肠胃，推陈出新，通利水谷，调中化食，安和五脏"。大黄又名黄良，黄者，中土之色也；良者，从容安良也。脾胃主土，由黄良一名可看出，此药有主脾胃病、使脾胃运化得度之用。大黄苦寒，苦能降泻，寒可化热，苦寒之象使其具有荡涤走泻之性。同时，道地大黄产于西北，秉承西北敛降的天地之气，故可下，可破积聚除宿食，有通利之性。又因其攻下效果迅猛，后世赞其为"将军"。如，李杲云其"推陈出新，如勘定祸乱，以致太平，所以有将军之号"。

第二，厚朴为苦温主痹。《神农本草经》对厚朴的记载为"味

苦，温。主中风，伤寒，头疼，寒热，惊悸，气血痹，死肌。去三虫"。可见厚朴亦有通泻之功。与大黄相比，厚朴之泄偏向于泻气血之滞，而泻有形实邪之功逊于大黄。此外，厚朴性温，温则偏向宣散，而非荡涤，故厚朴应对于气机闭阻之症具有良好疗效。

二、阳明腑实证辨析

第一，关于"阳道实"的认识。《素问·太阴阳明论》提出"阳道实，阴道虚"来概括脾胃病的病机特点，即太阴脾多发虚病，阳明胃多发实病。其中贼风虚邪自外而来，易伤阳明致病，外邪多实，故热证、实证多见。后世将其进一步拓展为"实则阳明"的病机总纲。对于《伤寒论》大承气汤证，病因为外感寒邪，由《内经》理论可知，阳明之腑易伤，津液受损，会产生燥象，即肠中燥屎；且病易从热化，因而外感寒邪就会郁而化热，进而与肠中燥屎相结，留置于大肠，产生有形之热结，进而阻滞气机，造成腑气不降，即无形之气滞。又因阳明经以燥气为本，不论感受何种邪气，必从燥化。综上所述，阳明证为热、燥之实证。有形实邪与燥、热互结，留置于大肠，造成腑气不降，腑气以降为顺，不降则气机不通，于是出现腹部胀满疼痛、潮热、手足濈然汗出等病理表现。后世将其症状概括为"燥、实、痞、满"四字。由此可知，大承气汤所治阳明证，主病为大便不通，主证为热邪与燥屎的结聚（津液亏损、热结停聚），其本在于"燥"和"实"，而"痞"和"满"为标，即"热结"为本，"气滞"为标。《内经》云："热淫于内，治以咸寒，气坚者以咸软之，热盛者以寒消之。"故立法当为急下存阴——保护津液进一步受损，釜底抽薪——去有形之热结的根本原因，热结去则腑气自通。药物应有泻下攻积、润燥滑肠之效。方剂整体也应以寒凉为主。

第二，关于"胃家实是也"的认识。《伤寒论》谓："阳明之为病，胃家实是也。"关于"胃家实"之"实"字的含义，历代医家颇有争议。但结合《伤寒论》原文与《内经》相关理论，此处"实"

当指"留滞于胃肠之中的有形糟粕"。《灵枢·平人绝古》篇中有："平人则不然，胃满则肠虚，肠满则胃虚，更虚更满，故气得上下，五脏安定……"由此可知，若存在有形实邪阻于胃肠之中，则胃肠"气得上下"的功能就会异常，故治疗关键应在于使气功能正常升降。故大黄借其自身所具的西北敛降的天地之气，故可下，可破积聚除宿食，恢复肠道正常运转。若饮食糟粕积聚而不得下，则胃肠不能正常"更虚更实"如《素问·五脏别论》所说："六腑者，传化物而不藏，故实而不能满也。所以然者，水谷入口则胃实而肠虚，食下则肠实而胃虚。"食下则才能胃"虚"，食不下即糟粕不下则为"胃家实"。

三、从君药确立依据的角度辨析

第十版《方剂学》教材对君药的定义为：针对主病或主证起主要治疗作用的药物。用普通逻辑中的"三段论"推理论证，大前提小前提均成立，方可得出结论。此处"针对主病或主证"为大前提，而对于大承气汤，由上述可知，其主病或主证可概括为津液亏损、热粪停聚（燥实），方中除"实"之大黄、润"燥"之芒硝均符合条件；"起主要治疗作用"为小前提，方中大黄药效峻猛，有急下存阴、攻逐热结、荡涤积滞之功，而芒硝力缓，咸寒质润，故在小前提下，大黄为方中发挥主要治疗作用的君药。可见，无论在哪一前提下，均无法得出厚朴为君药的结论。然而由于在主病或主证的确立上存在差异，部分医家认为"燥实痞满"均为主证，如李秀珍等认为痞满可加重燥实，燥实可加重痞满，二者均为主证，相互影响。但笔者认为，痞满、燥实二者虽可相互影响，但却并不能因此否认二者之间的主次关系，如同主要矛盾与次要矛盾即是相互影响的关系，但决定事物前进发展趋势的确是主要矛盾，燥实是痞满产生的根源；无疑，无燥实则无痞满，产生了痞满后会进一步加重燥实，但决定阳明腑实证发病进程、强弱程度的根本还是燥实。故笔者认为厚朴、枳实同为方中理气药，厚朴药力较枳实大，厚朴为治气滞证之君药，无可非议；但大承气汤之热结、津伤、气滞的综合病症，厚朴并非君药。且此病有明显热象与燥象，法当凉润，但厚朴气温，温易化燥，有悖于方剂整体寒凉之性；而大黄寒凉之性去其温性而存其下气之效，因而厚朴仅是赖于大黄寒凉之性，并以自身下气消痞之功助大黄攻逐热结的佐药。如明代何柏斋在《医学管见》所说："与君相反而相助者，佐也……"。张元素云："为君最多，臣次之，佐使又次之。药之于证，所主同者，则各等份。"即是以方中药量大小判断君药，药量最多者为君药，故部分医者以此认为厚朴为方中君药，如：黑龙江中医药大学李冀教授在第十版《方剂学》教材中据此认为大黄、厚朴共为君药。但杨桢等也指出在一张方子中比较各药物间的绝对重量是没有什么意义的，因为目前不同药物之间的量效关系具有不可比性。单纯依据厚朴用量来认定方中君药是不可取的。

由上述论述可知，依据主病主证或药量来确立君药常常具有争议性。在一首成方中，君药的地位相对固定，之所以有争议，是由于用以确立君药的概念模糊。故此处引用赵红玉等认为从病机的角度分析，可更明确地阐明君药所针对的病理环节和所起作用的观点。由此观点可推论出，君药应当是针对病机的主要方面主要治疗作用的药物。对于阳明腑实证的病机特点，由前文所述可知，阳明病多燥化、热化、实化的特点，发病最根本的机制是有形之热结。且从病机角度推敲，大承气汤证病因为外感寒邪郁而化热，病性为热，病位在大肠（严重时兼胃），邪正关系为正邪俱盛，故为实证。大黄作为苦寒沉降之药，并赖荡涤运化之力作用于肠胃，恰好针对此病病机，故我认为大承气汤中君药为大黄。

四、病案举隅

曹颖甫医案：予尝诊江阴街肉庄吴姓妇人，病起已六七日，壮热，头汗出，脉大，便闭，七日未行，身不发黄，胸不结，腹不胀满，惟满头剧痛，不言语，眼胀，瞳神不能瞬，人过其前，亦不能辨，证颇危重。余曰：目中不了了，睛不和。燥热上冲，此《阳明篇》三急下证之第一证也。不速治，病不可为矣。于是，遂书大承气汤方与之。大黄 12 克，枳实 9 克，川朴 3 克，芒硝 9 克。并嘱其家人速煎服之。竟一剂而愈。由此医案可以看出，医者对大承气汤各个药的用量进行了加减，而且厚朴的用量大为减少，并重用了大黄，使病人痊愈，由此推知，大承气汤中大黄发挥绝对的主导作用，厚朴只是起较好的辅助作用而已。

通过分析大黄、厚朴的性味功效特点，我们推知其在方中发挥的作用。其次，基于《内经》中最原始的理论探讨大承气汤证的发病机制，并结合《伤寒论》，得出其主病主证、治法、病机等。最终基于君药确立的依据，认为大黄恰针对大承气汤证的病机和主病主证，并凭借其苦寒急下之性，祛除肠中燥实，在方中具有不可替代的作用，因此应为大承气汤的君药。此外，厚朴虽行气除痞满，用量较大，但由医案可知，较大黄而言，厚朴并不是不可或缺的，使用时亦可减少用量，不可以片面之见认为其为君药。

因而，笔者认为临床上在运用此方时，需注重大黄，且进行加减变化时，应多考虑大黄与厚朴之间的相互关系。

（王新　王诗源）

参考文献

［1］迟华基. 内经选读［M］. 北京：高等教育出版社，2008：95.

［2］李冀. 方剂学［M］. 北京：中国中医药出版社，2016：19.

［3］李秀珍，刘兆英. 方论三则［J］. 中医药学报，1986，51（2）：45-47.

［4］杨桢，高琳，李庆业. 试论方剂君药的构成要件［J］. 中国中医基础医学杂志，2010，16（8）：653-654.

［5］赵红玉，吴晓丹，杨勇. 从主病主证角度探析君药［J］. 中医药信息，2014，31（5）：39-41.

对经方中半夏应用规律的总结

半夏为天南星科植物，入药部位为块茎，且以圆白陈久者为佳，质坚实、致密、干燥。其气温，性沉降，味辛，有毒，归脾、胃、肺经，具有燥湿化痰、降逆止呕、消痞散结之功效。其色白而入肺，五行属金，合金气主敛降，故味辛发散中寓有收敛之性。《神农本草经》谓半夏："味辛，平。主伤寒寒热，心下坚。下气。喉咽肿痛，头眩，胸胀，咳逆，肠鸣。止汗。"徐大椿《神农本草经百种录》中云："凡药之用，或取其气，或取其味，或取其色，或取其形，或取其质，或取其性情，或取其所生之时，或取其所成之地，各以其所偏胜而即资之疗疾，故能补偏救弊，调和脏腑。"因而从半夏的"气""味""色""形""质"等方面来看其"用"，不失为解读半夏在经方中应用规律的新思路。所谓"药以治病，以毒为能"，药物本身所具有的各种偏性是其在治疗疾病中所凭借的根本，而这些偏性亦由药物本身的形质气味等特点所反映出来的，即药之"用"喻于"气""味""色""形""质"之中。故笔者以此为出发点，对经方中半夏的应用规律进行了总结探析。

一、取其味辛——开胃气、行津液

半夏，味辛，主行，主散。《内经》言："肾苦燥，急食辛以润之。"所谓"辛以润之"，笔者认为一为辛味五行属金，有金水相生之意；二为滋养阴液（或血，或津液，或阴精）之药为多甘味，性主缓，而辛味之药可开胃气，与甘味药配伍，既可防止甘缓太过、滋腻碍胃，又其发散之性可助脾转运精微物质于全身，为"脾主为胃行其津液也"之意。张景岳亦云："阴病者苦燥，故即食辛以润之。盖辛从金化，水之母也。"故取半夏之味辛，可开胃气而行津液。张仲景对其应用在麦门冬汤一方有所体现。《金匮要略》曰："火逆上气，喉咽不利，止逆下气者，麦门冬汤主之。"黄元御言："土虚胃逆，相火莫降，刑克辛金，肺气逆冲，上窍壅塞，故火逆上气，喉咽不利。"故麦门冬汤证之气火上逆，虽病位在肺，但根源于胃津不足，母病及子，肺之阴津亦亏，因而宣降失司。故用人参、甘草、粳米、麦门冬甘淡之品滋养胃之津液，但已有虚火上炎、胃气上逆之象，纯用滋补之品恐滋腻碍胃，故仲景配伍小剂量的半夏，一可借其沉降之性降逆，二可借其辛散之味助各滋补药所生之津液通达病所。对此，李冀解释为：半夏虽属温燥之品，但用量很轻，与大剂麦门冬配伍，则其燥性减而降逆之用存，且能开胃行津以润肺，又使麦门冬滋而不腻，相反相成。成无己《注解伤寒论》亦有论述："水停心下而不行，则肾气燥干姜、细辛、半夏之辛，以行水气而润肾。"故笔者认为取半夏之辛味开胃气行津液，为仲景对其应用之一。

二、取其性降色白——降逆气

半夏的降逆气之效，一者体现在降阳明胃气而止呕，二者为降胸中之气而止咳逆、胸胀。

半夏性沉重下达，《神农本草经百种录》谓之"开肺降逆""开降上焦之火"，故其气主降。李中梓在《雷公炮制药性论》中谓半夏"下气而止呕吐"，可见其降逆止呕之效。《药性论》言其"下肺气"，《长沙药解》谓之"下冲逆而除咳嗽"，可见其降逆气而止咳之效。叶天士《本草经解》言："半夏气平，禀天秋燥之金气，入手太阴肺经；味辛有毒，得地西方酷烈之金味，入足阳明胃经、手阳明大肠经。"可见，半夏得秋之气，燥烈有毒、性主沉降，其色白亦属金，半夏之气、味、色均承金气，故其性主敛主降。因而对气机上逆之症，半夏均有良好的治疗效果。运气中阳明属燥金，半夏之燥烈、肃降合阳明之性。阳明有手阳明大肠经、足阳明胃经，肠胃为腑，其气以通降为顺，半夏之沉降宜于降上逆之胃气，专入胃腑，止呕之效果显著。又因手阳明大肠经与手太阴肺经为表里，肺"喜敛而不喜散，盖敛则肺叶垂而气顺，散则肺叶张而气逆"，半夏在降阳明经之气的同时，可通过经脉表里关系而降肺之逆气，达到止咳之效。除降阳明之气，半夏亦可降肝气。如：肝气上逆所致"气上冲胸"之奔豚证，用奔豚汤，以半夏降肝气。

半夏止呕之效，在经方中亦可谓应用广泛，主治胃气上逆、呕吐明显者。如小柴胡汤证及其变证中，因少阳胆气被郁迫胃而间接导致胃气上逆而呕；黄芩加半夏生姜汤证、葛根加半夏汤证等证因表热内陷导致人体气机升降失常使胃气上逆而呕；旋覆代赭汤证、三泻心汤证因水饮停胃使胃气上逆而呕；竹叶石膏汤证因胃阴不足使胃气上逆而呕等均用半夏。此外，源自《金匮要略》的小半夏汤，既和胃降逆，又祛痰止呕，治疗呕吐功效卓越，被称为止呕之祖方。可见，因半夏本身具有良好的敛降阳明之气的作用，无论何种病机，只要出现胃腑阳明之气上逆而呕，仲景多选半夏，且多与"排胃里之壅遏"的生姜相配，《金匮要略》有言："呕者加半夏五合。"在后世临床应用中，方中应用半夏，治疗反酸呕吐、脘腹胀痛的效果较为显著。

咳逆、胸胀，两者皆为胸中之气上逆。半夏降胸中之气的功效在经方中亦有广泛运用。如治"咳而微喘"之外寒里饮咳逆的小青龙汤、治"咳而上气，此为肺胀，其人喘"之饮热迫肺肺胀的越婢加半夏汤、治"肺胀咳而上气，烦躁而喘"的小青龙加石膏汤、治"咳而上气"的射干麻黄汤等皆含半夏。但是，由于半夏主降阳明胃腑之气，对于肺气上逆之症，仲景的首选药物并不是半夏，而是常用细辛、干姜、五味子相配，且如若用半夏，多与肺内有水饮有关，其降肺气之效主要是通过散水饮使肺气宣降得常来实现的。咳喘病人，若有水饮内停之象，可首选半夏，一者可散水饮而使肺气得以正常宣降，二者可通过经脉表里关系降肺之逆气。正如冯氏所说："半夏豁痰逐饮，消痞散结，降气平喘，属治痰饮喘咳要药。"

故笔者认为取半夏之沉降之性及色白属金之色以降逆气，为仲景对其应用之二。

三、取其气温——散寒饮

半夏，其气温，仲景常用其来散心下之寒饮。如小青龙汤："伤寒表不解，心下有水气。"《医宗金鉴》言："小青龙汤治表里寒实，中有水气。"小半夏加茯苓汤："先渴后呕，为水停心下，此属支饮，小半夏加茯苓汤主之。"《医方集解》谓："此足太阳、阳明药也，半夏、生姜行水气而散逆气，能止呕吐；茯苓宁心气而泄肾邪，能利小便；火因水而下行，则悸眩止而痞消矣。"由此可见，半夏可散心下水饮。《金匮要略》中的甘遂半夏汤，还可用于治疗留饮脉伏，功在浚痰逐饮。半夏味辛气温，与诸方中诸辛温之品相伍，恰合仲景在《金匮要略》第十二篇《痰饮咳嗽病脉证并治》中提出"病痰饮者，当以温药和之"这一治痰饮的总原则。且仲景在小柴胡汤方后注亦提出："若渴者，去半夏"，亦可见其散水饮之力。此与前文所述"辛以润之"并不冲突，因在麦门冬汤用大量甘凉滋润之药，可制约半夏之温燥。

除此，经方还多用半夏散肠中寒饮。如生姜泻心汤治"腹中雷鸣下利者"、甘草泻心汤治"腹中雷鸣"、附子粳米汤治"腹中寒气，雷鸣切痛"及半夏泻心汤治"呕而肠鸣，心下痞者"。由上述四个经方可看出半夏散肠中寒饮之效。

故笔者认为取半夏之气温可用以散寒饮，尤以心下、肠中寒饮效果著，此为仲景对其应用之三。

四、取其形圆——散痞结

半夏单粒类圆形、半圆形或圆多角形，圆合中土之形，故入阳明胃经而降胃土之逆，从而使中焦气机升降得常。此外，《神农本草经》谓半夏别名"水玉"，可见半夏根茎色白、质地致密，药体收引较紧，合痞证之气机收引、痞结不行之象。《长沙药解》谓痞证为"以中气虚寒，胃土上逆，迫于甲木，经气结涩，是以作痞"，故半夏之形圆，象痞结之气机状态，又半夏根茎之白燥质中有螺纹导管，是交通上下、行内外之气的象。因此半夏外形似痞结而内有通道，从在药物法象的角度上分析，亦可见半夏散痞结的作用。

《伤寒杂病论》中主治痞证的三泻心汤方中均含半夏。生姜泻心汤主"胃中不和，心下痞硬"，是阳明胃土不和。柯琴《伤寒来苏集》谓之"君以生姜，佐以半夏。倍辛甘之发散，兼苦寒之涌泄"，半夏辛散除痞，又合中土之形而泻心和胃。甘草泻心汤主治"腹中雷鸣，心下痞硬而满，干呕，心烦不得安"，半夏既可降胃气之逆，又因其形合土气，亦可助甘草健中补虚、行胃土之气以交通上下使气机运化得常。半夏泻心汤主治"呕而肠鸣，心下痞者"，亦用半夏之行气之形以消痞。

对于泻心汤所治"痞证"，王氏解释为："损伤脾胃，脾胃升降失司，脾不升则寒生，胃不降则热聚，寒热错杂之邪居于中土，致气机痞塞。"此强调了上下之气的升降失常。且"痞"通"否"，有上下之气阻隔不同、阴阳不交之意。半夏生于当夏之半，为大自然阴阳交会之期。"夏至一阴生"，此时为阳极盛始衰，阴始涨之时，故半夏生长于从阴到阳之时，又主降，能够从阳到阴，是以半夏具有交通阴阳的作用。运用取象比类的方法，半夏可引阳入阴而使阴阳交会，恰针对"痞"证阴阳不交的病理，这也是《内经》半夏秫米汤用治失眠的原因所在。且半夏五月生苗，盛于长夏，故禀土德，因而半夏治痞，尤以治心下痞为佳。半夏治痞证亦有取其所生之时之意味。

《伤寒杂病论》中亦用半夏交通上下，辛散行气之象散结。如治"小结胸病"的小陷胸汤，因痰热互结，故用栝楼涤痰，黄连清热，半夏以行内外之气之功使心下实结得散，与痞证不同，痞证仅为上下之气阻隔，而"结"证多为气机郁结的基础上与有形实邪相合，因此小陷胸汤在用黄连、半夏相伍辛开苦降调气机的基础上加了栝楼一味驱痰邪之药，而三泻心汤治痞证，无有形实邪则可配以人参、甘草、大枣等滋补中焦之药，意在使中气自立，气机亦得调畅，而无助邪之弊。故《主治秘要》谓小陷胸汤"消肿散结，除胸中痰涎"，《名医别录》亦谓其"消心腹胸膈痰热满结"，意在强调行气开结之中，亦兼以除痰。除此，还有主治"胸痹不得卧，心痛彻背"的栝楼薤白半夏汤。《金匮要略心典》言："胸痹不得卧，是肺气上而不下也；心痛彻背，是心气塞而不和也。"故方中之半夏一可借前文所述之降肺之逆气之功以除"胸痹"，又可行内外之气使心气和而不塞以除"心痛彻背"。且半夏于此亦有和胃而通阴阳之力。现代医家也借其行气散结、交通阴阳之力治疗气郁痰浊阻滞心阳、心脉痹阻的失眠症。半夏形态、所生之时决定了其行气、通阴阳使气机运化得常之功。合《内经》所言："故无不出入，无不升降。化有小大，期有近远。四者之有，而贵常守"，半夏在其性降，其味辛散中借其圆形中土之象，根茎有导管之形而能运化于中焦气机枢纽，使诸气机郁结之症得以消除。笔者亦以为小柴胡汤用半夏不仅有降逆止呕之功，少阳胆气不舒，半夏亦可针对"胸胁苦满"起调畅气机之功。

故笔者认为取半夏之形圆以散痞结为仲景对其应用之四。

五、取其质燥——燥湿化痰

半夏以陈久者为佳品，故其质地干燥，为燥湿化痰之要药。《本草经集注》云其"消心腹胸中膈痰热满结"，《雷公炮制药性解》言半夏"除湿化痰涎"。如《金匮要略·妇人杂病脉证并治》言："妇人咽中如有炙脔，半夏厚朴汤主之。"半夏厚朴汤证病机源于情志不遂，肝气郁结，肺胃失于宣降，津液不布，聚而为痰，痰气相搏，结于咽喉。半夏为治痰湿之要药，兼散结降逆；厚朴行气燥湿、消痰平喘；半夏与厚朴，两药相伍，既可行气滞，又可化痰结，行气以运痰而善祛痰凝。停留在咽中的痰湿得以消除，痰湿得消，风寒得散，则"炙脔"得去。徐大椿《神农本草经百种录》云："半夏色白而辛，故能为肺经燥湿之药……又辛之敛与酸之敛不同，酸则一主于敛，辛则敛之中有发散之意，尤与肺投合也。"半夏清肺中之寒湿功效著。喉咽为肺之门户，故方中用半夏可清肺中寒湿。堵氏又言此方为"从胃治咽"，半夏主入胃土，故治咽中痰湿尤宜。此外，类似应用还有半夏散及汤治"咽中痛"。本证是由风寒客于少阴经脉兼见痰湿阻络所致，风寒与痰湿相壅，阻滞少阴经脉循行之咽喉，故咽痛难忍，故方中用温燥之半夏化痰利咽。故笔者认为取半夏之质燥以燥湿化痰为仲景对其应用之五。

历代医家及现代医者对于经方中半夏的应用规律的探析已有很多，但笔者从半夏的"气""味""色""形""质"等方面来看其在经方中之"用"，也不为是解读半夏在经方中应用规律的新思路。笔者得到的结论总结如下：仲景应用半夏，一者取其味辛可开胃气而行津液，二者取其性沉降而色白可降逆气，三者取其气温可散寒饮，四者取其形圆可散结消痞，五者取其质燥可燥湿化痰。

经方对于半夏的应用不可不谓灵活而多变，其临床应用切不可局限于降逆止呕、燥湿化痰，希望能通过笔者的解读，帮助大家得到临床应用半夏的新思路。

（王新　冯诗瑶　王诗源）

参考文献

［1］孙星衍．孙冯翼辑．神农本草经［M］．太原：山西科学技术出版社，2017：340．

［2］徐大椿．神农本草经百种录［M］．北京：中国医药科技出版社，2017：2．

［3］张介宾．类经［M］．北京：中国中医药出版社，1997：209．

［4］李冀．方剂学［M］．北京：中国中医药出版社，2016：234．

［5］成无己．注解伤寒论［M］．北京：中国医药科技出版社，2016：98．

［6］杨清高，刘绍能．《伤寒杂病论》中半夏应用探析［J］．吉林中医药，2012，32（03）：293-294．

［7］吴秋霞．半夏泻心汤治疗嗜酸细胞性胃肠炎体会［J］．中国中医药信息杂志，2018，25（04）：118-119．

［8］李震，陈贞月，宋小莉，等．半夏不同炮制品在小半夏汤中防治化疗性恶心呕吐作用的对比研究［J］．山东中医药大学学报，2018（02）：175-178．

［9］向开波．半夏泄心汤加减治疗脾胃不和证的临床效果探讨［J］．世界最新医学信息文摘，2018，18（25）：140．

［10］马哲龙，吴晋兰．从《神农本草经》看仲景方中半夏用药规律［J］．中医药通报，2017，16（01）：7-9．

［11］冯占荣，金东明．金东明教授伍用附子半夏瓜蒌治咳喘验案［J］．吉林中医药，2011，31（09）：893-894．

［12］王嘉琛，叶花，刘培，等．十八反药对甘草与甘遂配伍前后及其相应经方甘遂半夏汤对大鼠脏器及生化指标影响的研究［J］．山西中医学院学报，2018，19（01）：15-16．

［13］黄元御．长沙药解［M］．北京：中国医药科技出版社，2009：27．

［14］柯琴．伤寒来苏集［M］．北京：中国医药科技出版社，2016：103．

［15］王郁金，周永学，苏衍进．半夏泻心汤治疗胃肠疾病临床应用［J］．吉林中医药，2014，34（02）：132-134．

［16］钱东东，田财军．从"胃不和则卧不安"分析半夏泻心汤治疗失眠［J］．内蒙古中医药，2018（03）：95-96．

［17］王庆庆，彭伟，张立娟，等．齐向华运用瓜蒌薤白半夏汤联合针刺治疗郁闷不舒型失眠［J］．吉林中医药，2017，37（06）：554-556．

［18］杨娟，倪岚，张元兵．半夏厚朴汤的应用探究［J］．江西中医药，

2018，49（03）：78-80.

［19］堵吉. 从"从胃治咽"再论张仲景之梅核气［J］. 长春中医药大学学报，2011，27（06）：1071-1072.

［20］肖勇，刘英锋.《伤寒论》半夏散及汤临床运用1例［J］. 江西中医药，2014，45（02）：45.

《伤寒论》中炙甘草汤君药探讨

炙甘草汤记载于《伤寒论·辨太阳病脉证并治》第 117 条："伤寒脉结代，心动悸，炙甘草汤主之。"它具有益气温阳、滋阴养血、复脉定悸之功用。在初学时，看到方名时，就会联想到十枣汤，也会认为是炙甘草作为君药，但通过系统学习后，此方并非如此，而各医家对方中君药存在较大争议，王雨桐等将其总结为三个观点：炙甘草作为君药、生地黄作为君药、炙甘草与生地黄共为君药。因此笔者为阐明炙甘草汤的君药，故写下见解。

一、历代医家以方中药量判定君药

君臣佐使理论最早见于《素问·至真要大论》。李杲在《脾胃论》中记载："君药分量最多，臣药次之，使药又次之，不可令臣过于君。"以方中药量多少来判定君药。

二、历代医家以药物功效判定君药

《伤寒明理论》曰："其所谓君臣佐使者，非特谓上药一百二十种为君，中药一百二十种为臣，下药一百二十五种为佐使，三品之君臣也。"而上、中、下三品中药在第九版《中药学》中指出，上品功能滋补强壮，延年益寿，无毒或毒性很弱，可以久服；中品功能治病补虚，兼而有之，有毒或无毒，当斟酌使用；下品功能专祛寒热，破积聚，治病攻邪，多具毒性，不可久服。此观点以单味中药功效来判定君药。

三、历代医家以主病主证判定君药

张介宾提出"君者位数少而分量重，赖之以为主也"的说法，而其中"分量"二字有医家则认为指的是药量，但其在《类-

经·方剂君臣上下三品》中又表明："主病者，对证之药也，故谓之君。"所以"分量"应指地位重，而非药量大。明代何柏斋《医学管见》云："大抵药之治病，各有所主。主治者，君也；辅治者，臣也；与君相反而相助者，佐也；引经及引治病之药至于病所者，使也"，首次提出"佐制药"概念，并指出"引经药"属于方剂中的"使药"，丰富了"君臣佐使"的内涵，也从方剂主治病症角度判定君药。

四、应以"实际药量转化后的相对药量"作为药量确定君药原则

有研究指出各药质地不同，性力强弱有异，不可以实际分量直接衡量，故据最大有效相对药量判别。杨桢等也指出在一张方子中比较各药物间的绝对重量是没有什么意义的，因为目前不同药物之间的量效关系具有不可比性。同时周铭心认为识别一首方剂的君药，先将方中各药的实际药量转换为相对药量，然后选择其中相对药量最大者定为君药。又通过运用"平均值相对药量最大选择法""最小值相对药量最大选择法"和"最大值相对药量最大选择法"3种计量识别法对168首方剂进行君药判定，符合率分别为75.0%、74.4%、78.6%。

相对药量计算方法为该药原始有效药量与该药于《药典》所常用药量之最大值的比值。避免了因古今药量差距而导致判定君药的错误指导，可广泛用于古今成方和临证处方的君药判定。

五、在主病主证判定君药时，君药味数无明确限制

方剂创立的目的是为病证的治疗提供手段，有统计指出《伤寒论》88首方中有79首方君药只有一味，同时在各版方剂学教材中，方解部分也以君药为首，而后再考虑与其他药配伍治疗兼证等。从主病主证角度判定君药得到现代大部分医家的认同，同时第九版《方剂学》中也从这个角度对君药进行定义。然而这不是

君药味数的限制。崔氏认为若病证单一，可选择一味君药或一至二味合为君药，组成单方或小方即可，无须臣佐配制；但若病情复杂，应全面考虑君臣佐使，严谨配伍。

六、炙甘草汤主病与主证

"伤寒脉结代，心动悸，炙甘草汤主之"是《伤寒论》对炙甘草汤主证的记载。脉结代是代脉和结脉的并称，其中 178 条描述："脉按之来缓，时一止复来者，名曰结。又脉来动而中止，更来小数，中有还者反动，名曰结，阴也。"心动悸即心慌不已。究其本证为阴阳两虚证。病机为太阳与少阴相表里，太阳受邪而传少阴，心主血脉，血气虚损心脉鼓动无力，阴亏血少致心脉失其所养，所以炙甘草汤重在复脉定悸，滋阴养血，又称"复脉汤"。而心气不足，其固摄作用失常，体内血液不能正常行于脉中；同时气虚则鼓动无力，推动与调控作用失常，则脉行滞涩。所以阳气与阴血不足时，若以滋阴养血为首治疗，则气未复，血虽充盛，而气失于常，正如《医学正传·气血》中记载："血非气不运，则症状不能改善。"同时《难经·八难》说："气者，人之根本也。"所以阴阳两虚应以益气为主，兼有滋阴养血。

《本经别录》谓炙甘草"通经脉，利血气，为复脉之要"。第九版《中药学》也明确指出本品适用于心气不足所致的脉结代、心动悸、气短；同时将生地黄归为清热凉血药章节，具有清热凉血、养阴生津之功效，偏于血分以清热。后者虽然可清热以祛邪，入血分以补心血，但却无益气之功效，则无以补心气，未能从根本论治阴阳两虚证。所以炙甘草在方中居药力之首，对主病起主要治疗作用，不可或缺。

七、炙甘草汤中炙甘草与生地黄药物用量

《伤寒论》炙甘草汤原方中，炙甘草用量为四两，生地黄用量为一斤，若无药量考察，仅依此比较两者，则导致众多医家认

为生地黄是本方中用量最大的药物，理应作为本方君药。不符合实际药量需转化为相对药量的原则。后世张尊如等也指出炙甘草汤中用的是生地黄，而《神农本草经》中明确指出"主折跌绝筋，伤中，逐血痹，填骨髓，长肌肉，作汤除寒热积聚，除痹。生者尤良"。认为鲜地黄滋阴血、逐血痹、填骨髓之力尤强，故虽非君药，也必须重用，若将鲜地黄除去水分，其重量恐与炙甘草相差无几。

通过上述讨论可以得知，方剂原方中药物用量不能作为判断君药的标准，需将实际药量转化为相对药量，才可作为君药确定依据，以符合君药本质判定。同时方剂针对的主病主证也是体现君药本质的依据，可作为君药判定依据。必要时，两者应结合分析，科学判定方中君药。对于炙甘草汤而言，结合炙甘草与生地黄相对药量，并分析炙甘草汤主病主证，才符合炙甘草汤君药本质的判定原则，得出炙甘草应为方中君药。虽然最后结果也是方名中炙甘草作为君药，但是通过分析可以正确科学判定方剂君药，也是我们初学者在学习《伤寒论》的过程中需要逐字逐句弄明白、弄清楚，更是深刻理解仲景思想的基础，也是学好《伤寒论》的必备条件。

（罗伟康　王诗源）

参考文献

［1］李冀. 方剂学［M］. 北京：中国中医药出版社，2012：147.

［2］王雨桐，王蕾. 炙甘草汤君药探究［J］. 环球中医药. 2015，8（8）：955.

［3］钟赣生. 中药学［M］. 北京：中国中医药出版社，2012：1-375.

［4］周铭心，张学良，李程，等. 复诊处方用药加减与剂量变化分析方法及指标设计［J］. 新疆中医药，2012，30（4）：1-6.

［5］杨桢，高琳，李庆业. 试论方剂君药的构成要件［J］. 中国中医基础医学杂志，2010，16（8）：654.

［6］周铭心. 论方剂君臣佐使药定义及其判别方法［J］. 新疆中医药，
2012，30（1）：1–5.

［7］王苗，周铭心. 常用方剂君药的剂量识别[J]. 西部中医药，2014，
27（4）：60.

［8］崔永安，左小东. 君药探析［J］. 辽宁中医杂志，1996，23（2）：
84–85.

［9］张尊如，曹占地. 关于炙甘草汤君药的探讨［J］. 中国中医基础
医学杂志，2004，10（4）：14.

浅析《伤寒论》之"烦躁症"

"烦躁"是《伤寒论》中的常见症状，书中涉及烦躁的地方很多，包括症状表现、病因病机、辨证治疗等方面，"烦躁"一症首见于《黄帝内经·至真要大论》"心热烦躁，小便数，憎风"，"烦躁"作为常见症，分析此症病机对于疾病的辨证论治具有重要意义。

一、烦躁的涵义

烦躁，是烦与躁的合称。烦和躁主要有以下三个方面的区别：其一，就病势轻重而言，烦表示病情尚轻，而躁表示病势较重。正如《伤寒指掌》云："烦扰于内则病轻，躁动于外则病重"。其二病机转化不同，烦是病邪初侵、正邪抗争的表现，躁为邪盛正衰、病将入里的表现。其三病理表现不同，《伤寒指掌》云："躁则身体扰动，有形可见，旁人知之，烦则心中懊恼，外无见象，唯病人自知"，烦是一种自觉症状，而躁为他觉症状。

成无己在《伤寒明理论》中指出"所谓烦躁者，谓先烦，渐至躁也；所谓躁烦者，谓先发躁而迤逦复烦者也"，认为烦躁重在烦，而躁烦重在躁，历代医家多将烦、躁、烦躁、躁烦并称，正如姜建国言："《伤寒论》中的烦躁与躁烦并无差别。后世注家总是认为躁烦比烦躁危重……这是一种形而上学的思维。也是对仲师关于烦躁辨证思维的反对。"承姜老师所言，以下对于《伤寒论》中烦躁的论述中不做区分。

二、烦躁的临床意义

可作为病证判断依据，"烦躁"作为一种常见的病理表现，在辨证论治中发挥重要作用，可作为病证判断依据，例如麻黄汤证和大青龙汤证都可用于外感风寒表实证，区分二者的一条重要信息就是烦躁，如38条所言"太阳中风，发热恶寒，身疼痛，不汗出而烦躁者，大青龙汤主之"，尤在泾称其机制为"表不得通则闭热于经"，此时的烦躁作为兼证，是郁热内生、扰乱心神的表现，治疗时不但需要外解表寒，还需要内清郁热，这也是区分两个汤证的一个判断依据；还可以表明病机转化，269条"伤寒五六日，无大热，其人躁烦者，此为阳去入于阴故也"，此处的烦躁不是主证，但作为兼证，表明病邪由外传里，提示了传变的动态辨证思维；还可判断疾病预后，如289条"少阳病，恶寒而蜷，时自烦，欲去衣被者，可治"，烦躁表明阳气来复，阴寒渐退，是邪退正进、病情可治的表现，"服药已微除，其人发烦，目暝，剧者必衄"表示病情加重，334条"……躁不得卧者，死"此处躁扰不宁则是孤阳外亡、心神浮越的表现，属于死候，烦躁症状可用来判断疾病预后。

三、烦躁的病机分类以及治疗

表邪外郁：24条"太阳病，初服桂枝汤，反烦不解者，先刺风池、风府，却与桂枝汤则愈"，表邪郁于经络，正邪交争致烦，属于太阳中风较重者，因为邪气仍在表，故用桂枝汤解肌祛风，若病程日久，极易内生郁热，其病机关键是"郁"，治应外散风寒，内清郁热，正如前面所讲的大青龙汤证；如71条"太阳病，发汗后，汗出，胃中干，烦躁不得眠……五苓散主之"，其病机为表邪郁闭太阳经，入脏与水相结，三焦不能化气布津，故烦渴，小便不利，少腹胀满，故当解表利水，选用五苓散化气布津，分消水气。

热扰胸膈：汗吐下不得法以及治疗不及时容易变生诸症，如76条"发汗吐下后，虚烦不得眠，若剧者，必反复颠倒，心中懊恼……"汗法不得当导致表热未除，加之误用吐下之法，导致表邪内陷胸膈，郁热扰乱心神，治当清宣胸膈郁热；80条"伤寒，医以丸药大下之，身热不去微烦者，栀子干姜汤主之"，375 条"下利后更烦，按之心下濡者，为虚烦也"均为阳明余热未尽，留扰胸膈而致心烦，均治以栀子豉汤清宣郁热。

心脾肾虚：①脾气虚馁：《伤寒明理论》说，"脾者，土也，处四脏之中，为中州，治中焦，生育荣卫，通行津液。一有不调，则荣卫失所育，津液失所行……"脾为气血生化之源，脾虚气血失调，变生诸症。《伤寒论》108 条"伤寒三日，心中悸而烦者，小建中汤主之"。此条文论述的是脾虚心烦，脾气虚馁，气血生化不足，心失所养，加之外邪袭扰，而且出现心烦的症状，治疗应当扶其正以固其本，以小建中汤建补中焦，补益气血而除烦。②心肾阳虚：61 条"下之后，复发汗，昼日烦躁不得眠，夜而安静……"乃肾阳骤虚，阴寒大盛，白昼阳气旺盛人体虚阳得天阳相助，与阴寒抗争，故烦躁不宁，此时应急急回阳，方选干姜附子汤。118 条"火逆下之，因烧针烦躁者，桂枝甘草龙骨牡蛎汤主之"，乃误治导致心阳虚衰，心神浮越而见烦躁，治疗应温复心阳、重镇安神。对于下焦阳虚、阴寒内盛所致的少阴寒化证，282 条少阴病提纲证提出"少阴之为病，欲吐不吐，心烦但欲寐"，阴盛于下，心烦作为少阴病的主症，有很强的辨证意义。若阴寒大盛，热药不纳，格拒于上，胃脘搅乱难受，心烦呕吐，正如《素问·至真要大论》中提出"甚者从之"，用白通加猪胆汁汤回阳救逆，通阳举陷。

心肾阴虚：第 303 条说，"少阴病，得之二三日以上，心中烦，不得卧，黄连阿胶汤主之"。素体阴虚阳亢之人，心肾阴虚，虚热内扰而见心烦，治以黄连阿胶汤。《注解伤寒论》载："阳有余，以苦除之，黄连、黄芩之苦以除热；阴不足，以甘补之，鸡子黄、阿胶之甘以补血；酸，收也，泄也，芍药之酸，收阴气而泄邪热也"，从而滋阴清热，交通心肾除烦。

胃肠燥热：168 条"伤寒若吐若下后，热结在里……舌上干燥而烦，欲饮水数升者，白虎加人参汤主之"，属阳明热盛津伤，里热炽盛上扰心神，可用白虎加人参汤清热益气生津；207 条"阳明者不吐不下，心烦者，可与调胃承气汤"，属阳明燥热结于胃肠，胃络上通于心，胃中燥热循经上扰，神明不安则心烦，这与栀子豉汤所治疗的虚烦不同，本证为实热内扰所致，所以应当泄热和胃，方选调胃承气汤。

痰阻胸膈，胸阳被遏：335 条"病人手足厥冷，脉乍紧也，邪结在胸中，心下满而烦……"病机是痰食内积中焦，气机内外不通，所以心下满而烦，《素问·阴阳应象大论》曰："其高者，因而越之"，病所在上部如咽喉、胃脘等病症，可用升散或涌吐的方法治疗。此时采取涌吐的方法，方选用瓜蒂散使痰食涌出，阳气得通，厥冷自止，烦躁自除。

邪客少阳，胆火上扰：无形之风火扰于少阳经脉，胆火内郁，上扰心神可导致烦躁，96 条"伤寒五六日，中风……默默不欲饮食，心烦喜呕……"以及 264 条"少阳中风，两耳无所闻，胸胁满而烦者……"皆是讨论少阳中风证的证治，少阳中风轻证方选小柴胡汤和解枢机，重证方选大柴胡汤和解少阳，开结泄热。若出现"胆热脾寒，饮停津亏"之少阳兼里虚寒之证，当选柴胡桂枝干姜汤、柴胡加龙骨牡蛎汤治疗肝气郁结，风火扰动而烦。临床上应辨证准确才不会误治延误病情。

寒热错杂，蛔虫动扰：338 条"……伤寒，脉微而厥，至七八日肤冷，其人躁无暂安……"该条讨论了蛔虫动扰致烦，因蛔虫喜温恶寒，蛔扰不安，表明膈胃有热，脾肠有寒，上热下寒，则蛔窜上扰，气血逆乱，心烦不安。治疗应该清上温下，方选乌梅丸，驱邪而不伤正。《古今名医方论》引柯韵伯："……故药亦寒热互用，且胸中烦而吐蛔，则连、柏是寒因热用也。蛔得酸则静，得辛则伏，得苦则下，信为化虫佳剂……"

四、总结

烦躁病机复杂，证型多变，通过以上对烦躁的阐述，不难发现其基本病机为正邪交争，阴阳盛衰变生烦躁，烦躁的病机多与"阳热"有关，从病位来说，多与心肾相关。值得注意的是，提起烦躁，大多会联想到实证烦躁，阳热烦扰，正如柯韵伯所言"合而言之，烦躁为热也"。烦躁有阴阳之分，虚实之别，因虚寒生烦的情况同样存在，阴寒之烦，多属虚阳上浮或者邪气扰乱。因此在治疗时不能盲目清热除烦，见烦止烦，应"观其脉证，知犯何逆，随证治之"，以调整阴阳为大法，结合寒热虚实辨证施治，对于热证、实证，宜清泻邪热，安其心神，虚证、寒证与心肾密切相关，宜温阳补虚，调补心肾，从而消除烦躁，以达到阴阳平衡的健康状态。

（仪凡　王诗源）

参考文献

[1]吴昆安．邵先根伤寒指掌［M］.上海：上海科学技术出版社，1959：61．

[2]成无己．伤寒明理论［M］.北京：学苑出版社，2009：31．

[3]姜建国．伤寒论释难［M］.上海：上海中医药大学出版社，2007：229．

[4]刘鹏妹．张仲景经方治疗烦躁病症治法探析［J］.中医药导报，2015.21（9）：4-6．

[5]王善金.《伤寒论》中烦躁探要［J］.实用中医内科杂志，2005.19（4）：319-320．

《伤寒杂病论》安神剂中炙甘草的配伍意义

笔者在之前学习中药学、方剂学，又到现在的《伤寒论》，其中最感兴趣的便是能调和诸药的炙甘草，不仅是现代组方中经常使用，而在仲景时代也是应用广泛。为了能够深刻认识炙甘草在方中的具体配伍意义，笔者与同学合作，共同申请了一个《伤寒杂病论》炙甘草配伍规律的国家级的大学生创新创业项目。当时的研究中一共统计了《伤寒杂病论》的 254 首方，按功效主治分为 15 类，但是因为主治为安神作用的方剂一共才有 3 首，分别是桂枝甘草龙骨牡蛎汤、酸枣汤、甘麦大枣汤，但在利用数据筛选的时候便被排除在外，未能纳入研究中。直到后来结题答辩过程中，又被老师提出，这 3 首方剂中炙甘草的配伍也很有意义，因此就重新以理论形式进行阐述。笔者发现其所治疾病病机各不同，配伍炙甘草意义不能仅局限于调和诸药，还有补中土、调脾胃以安养心神之功。而这种作用，也在神志疾病发病率日益增加的社会中，有着重要意义。

一、桂枝甘草龙骨牡蛎汤的病机

《伤寒论》第 118 条记载："火逆下之，因烧针烦躁者，桂枝甘草龙骨牡蛎汤主之。"五行属性中，心属火，烧针即为火盛，又或因火逆，以致火盛伤阴，阴液必亏；此病属太阳病，反"下之"已属误治，致正气损伤，则火邪亢盛，趁虚而入，五行特性中，"火曰炎上"，具有向上向外等特性，更易使心阳浮越于外，扰神难安。故此证尤以阴血耗伤为先、为重，更兼火邪内迫，而非仅心阳虚损，应属心阴阳两虚证。

二、酸枣汤的病机

《金匮要略·血痹虚劳病脉证并治》曰："虚劳、虚烦、不得眠，酸枣汤主之。"心者，君主之官也，神明出焉，心血亏虚则神难守摄；肝者，藏血而血舍魂，肝血不足则见魂不守舍，阴虚内热终至虚烦不得眠。究其根本，此证属心肝阴血亏虚。

三、甘麦大枣汤的病机

《金匮要略·妇人杂病脉证并治》记载："妇人脏躁，喜悲伤欲哭，象如神灵所作，数欠伸，甘麦大枣汤主之。"脏躁主要表现为精神失常，以哭笑无常、喜怒不节、语言不能自主、频数欠伸、神疲乏力等。《灵枢·本神篇》说："心怵惕思虑则伤神……肝悲哀动中则伤魂。"脾在志为思，悲伤欲哭则脾虚思虑，耗伤阴血，心肝失养，致神魂不安，甚则"象如神灵所作"。故本证属脾虚心肝失养证。

四、从四气五味论配伍炙甘草的意义

（一）辛甘化阳，斡旋中气

桂枝甘草龙骨牡蛎汤中，龙骨性味涩甘平、牡蛎性味咸微寒，两者配伍重镇潜阳；桂枝性味辛甘温、炙甘草性味甘平，配伍炙甘草，一是辛甘化阳，高士宗指出："五味阴阳之用，彼此相济以成。辛主发散，从内而外，必济以甘，故辛甘之味，为能发散而属乎阳。"在此方中即桂枝、炙甘草辛甘化阳。二是斡旋中气，陈蔚云评价此方云："取龙牡……抑亢阳以下交于阴，取桂枝……启阴气上交于阳，最妙在甘草之多，资助中焦，使上下阴阳之气交通于中土，而烦躁自平也。"《内经》指出："中焦……此所受气者，泌糟粕，蒸津液，化其精微，上注于肺脉，乃化而为血，以奉生身，莫贵于此。"炙甘草甘味入脾胃，斡旋中焦，阴阳升降协调，为阴阳交感枢纽，以使阴平阳秘、精神乃至，奏温补心阳、以滋心阴之效。

（二）酸甘化阴，补土缓肝

酸枣汤中，酸枣仁养肝阴、益心血，为君药；茯苓甘淡，入脾胃经，宁心安神，合知母滋阴清热除烦，共为臣药；川芎性味辛散，为血中气药，调肝血、疏肝气，为佐药。川芎配伍酸枣仁意在寓散于收、补中有行，共奏养血调肝之功。方中配伍炙甘草，一是酸甘化阴，酸枣仁性味酸甘平，在《古今名医方论》中记载：枣仁酸平，应少阳木化，而治肝极者，宜收宜补，以生心血，养肝血，所谓以酸收之，以酸补之是也。炙甘草清热和中，酸甘相和，则阴血得复，虚热得清，诸症自平。二是补土缓肝，肝苦急，急食甘以缓之，配伍炙甘草即取之甘缓之用，正如《成方便读》所言："枣仁可敛其耗散之魂，甘草以缓其急悍之性也。"所谓"土生万物"，配伍炙甘草甘缓之性，补中土以长养和调节心肝两脏，共奏养阴清热、宁心安神之功。

（三）安中补虚，滋以化源

甘麦大枣汤中，小麦甘微寒，重用取甘凉之性，补心养肝、宁心除烦，为君药；大枣甘温质润，和中缓急、益气润燥，为佐药；配伍炙甘草为臣药，本病思虑过度易致脾气升清、胃气降浊之脾胃运化失职，而又有"思出于心，而脾应之"，故补脾以滋气血生化之源，炙甘草归脾胃经，脏躁为虚证，大剂量配伍炙甘草，此所谓"凡不满而用炙甘草为之补"，以增补脾胃而益中气之功，同时配伍大枣，两者相须相使，甘润生阴，以滋脏器而止其躁也。

五、从功效配伍论炙甘草的不同用量

（一）炙甘草的用量与功效的关系

炙甘草的主要功效有补脾益气、清热解毒、祛痰止咳、缓急止痛，而其调和诸药需根据方剂具体药物有所配伍。《本草备要》记载："后人益气、补中、泻火、解毒诸剂，皆倚甘草为君，必须重用，方能见效，此古法也。"有研究指出甘草在方剂中用量偏大主要与其直接发挥治疗功效或者辅助功效有关。在仲景安神三方中，只有甘麦大枣汤中炙甘草用量达到大剂量，而本证属脾虚心肝失养证，大剂量炙甘草重在健脾养心，直接发挥炙甘草疗效；在桂枝甘草龙骨牡蛎汤及酸枣汤中，前者重在桂枝以温阳、牡蛎以敛阴，后者重在酸枣仁养血补肝、川芎调肝理气，两方配伍炙甘草重在和中缓急、调和诸药，前者兼辅助桂枝辛甘化阳，后者见辅助酸枣仁酸甘化阴，因此其炙甘草药量均较甘麦大枣汤中稍小。

（二）炙甘草的用量与配伍关系

《伤寒杂病论》原方炙甘草用量：酸枣汤中用量为 3g，桂枝甘草龙骨牡蛎汤中用量为 6g，甘麦大枣汤中用量为 9g。张介宾《类经·方剂君臣上下三品》谓："君者，味数少而分两重，赖之以为主也。佐君者谓之臣，味数稍多而分两稍轻，所以匡君之不逮也。应臣者谓之使，数可出入而分两更轻。"反映在安神三方中，桂枝甘草龙骨牡蛎汤及酸枣汤中炙甘草均作为佐使药，甘麦大枣汤中炙甘草作为臣药，由此可知，炙甘草并非方中君药。同时现代研究将甘草用量（包含炙甘草用量）分为四个层次：3g（含 3g）以下为小剂量，3~6g（含 6g）为中剂量，6~9g（含 9g）为大剂量，9g 以上为超大剂量。甘麦大枣汤中炙甘草用量在三方中最大者为9g，属于大剂量；桂枝甘草龙骨牡蛎汤及酸枣汤中炙甘草用量都小于甘麦大枣汤，属于中小剂量。反观治疗心阴阳两虚证的炙甘草汤中，作为君药的炙甘草原方用量达到12g，由此可见，更符合了"君药分量最重、臣药分量稍轻、佐使药分量更轻"的理论组方原则。

《伤寒杂病论》作为方书之祖，其辨证体系、思维方法、组方原则、用药法度等均为后世树立典范。2009 年数据显示，各类精神疾病病人人数在 1 亿以上，居疾病总负担首位。本文筛选主治为安神功效的仲景经方 3 首分析后，均配伍炙甘草，且用量均有差异，故结合不同病机，以四气五味组方理论阐释安神剂配伍炙甘草的机制，从功效及配伍角度探讨炙甘草不同用量的意义。得出以下结论：第一，安神剂配伍炙甘草机制包括辛甘化阳斡旋中气、酸甘化阴补土缓肝、安中补虚滋以化源等，以此才发挥调和诸药的作用；第二，安神剂组方中应将补脾气作为重要的治疗原则之一；第三，仲景安神三方病机所致神志病病性均为虚证，炙甘草配伍以中小剂量为宜，若炙甘草在方中作为臣药，则用量可增加至大剂量，否则也应以中小剂量为度。

（罗伟康　王诗源）

参考文献

［1］郑丰杰.《伤寒论》辨治心阳虚三方证治解析［J］. 北京中医药大学学报，2016，39（12）：975.

［2］余雅雯. 酸枣仁汤的古今文献研究［D］. 北京中医药大学，2012：7-8.

［3］张琦，林昌松. 金匮要略讲义［M］. 北京：人民卫生出版社，2016：263-264.

［4］清·高士宗. 黄帝素问直解［M］. 北京：科学技术文献出版社，2001：77-78.

［5］王景霞，杨旭，张建军，等. 基于气味理论的酸甘化阴法本质探析［J］. 中华中医药杂志，2016，31（6）：2076.

［6］李璐璐，王宝金. 伤寒经方以甘草为名的原因及主辅用量差异简析［J］. 实用中医内科杂志，2010，24（6）：94-95.

［7］刘尽美，王清亮，姚天文，等. 甘草应用分布及用量规律研究［J］. 中华中医药学刊，2014，32（12）：3021-3024.

［8］新华网. 研究显示我国精神病患超1亿重症人数1600万［EB/OL］. 2010年5月30日.

《伤寒论》中汗法的获效指征

汗法，实则用发汗方法祛除在表的六淫邪气，以使邪随汗解的一种治法，具有开泄腠理、调畅营卫、宣发肺气等作用。虽然《伤寒论》中未明确提出"汗法"二字，但对汗法的运用不可谓不广泛，在学习的过程中，首先是桂枝汤和麻黄汤的条文中就明确了有汗无汗的差异，随着深入学习，发现相关条文有三分之一还多。其中《伤寒论·辨可发汗病脉证并治》记载："凡发汗，欲令手足俱周，时出似絷絷然，一时间许益佳，不可令如水流离。"是从发汗程度、汗出时间等方面提出了汗法运用标准，是汗法获效指征的具体概述。那这样的话，是不是都适用于其他涉及汗法的条文呢？于是，笔者选取了部分《伤寒论》中汗法代表方剂，根据其药物作用分为大发汗剂、中发汗剂、小发汗剂三类，系统论述仲景汗法获效指征均为微汗。

一、大发汗剂——代表方选取麻黄汤与大青龙汤

（一）配伍它药，减缓发汗

35条麻黄汤证："太阳病，头痛，发热，身疼腰痛，骨节疼痛，恶风，无汗而喘者，麻黄汤主之。"基本病机为风寒束表、卫阳被遏、营阴郁滞，主治太阳伤寒证（风寒表证）。方中麻黄三两为君，性味辛温，取其强发汗之力；桂枝二两为臣，一者借助其解肌发表之功，助麻黄发汗之力，一者调和营卫，使汗出有源；而炙甘草一两为使药，药量虽少，但不可或缺，首取缓和诸药、调和药性之功，其次炙用则温补，又可补中土固护汗源，以防麻黄、桂枝峻汗伤阳。第38条："太阳伤寒，脉浮紧，发热恶寒，身疼痛，不汗出而烦躁者，大青龙汤主之。若脉微弱，汗出恶风者，不可服之，服之则厥逆，筋惕肉瞤，此为逆也。"此为大青龙汤证，为

发汗解表峻剂代表方。方中麻黄用量为麻黄汤两倍，桂枝用量相同，又加性味辛散的生姜三两，发汗之力最强，然而仲景却又配伍性寒的石膏，监制麻黄辛温之性，而非全取峻汗之力；又同时加炙甘草与大枣药物，两者甘温欲补，重在求其缓和峻汗之功。从用药配伍来看，虽重在发汗，但以防汗出过度，需用性味相制及气味缓和的药物配伍使用。

（二）特殊煎服法，意取微汗

麻黄汤证原文中指出"先煮麻黄，减二升"，目的为增加麻黄煎煮时间，使辛散之力减弱；后又指出"温服八合，覆取微汗，不须啜粥"，提示获效表现应为微汗，即所谓周身一层薄汗出，不可大汗淋漓；啜粥乃助药力、生胃气、助汗出，因此麻黄汤不须啜粥，正如《伤寒来苏集》云："麻黄汤发卫中汗，不须啜稀热粥者，此汗是太阳寒水之气，在皮肤间，腠理开而汗自出，不须假谷气以生汗也。""余如桂枝法将息"指的是若汗出病愈，不可再服；若不汗出，可再服八合；若汗仍不出，可全部服之。再看大青龙汤证，方后注中"一服汗者，停后服，汗多亡阳遂虚"与上述原则不谋而合，并指出对应治法"汗出多者，温粉粉之"，尽管对"温粉"代指之物有较大争议，但其效贵在防汗出过度。可见对于大发汗剂而言，仲景借药物发汗之力使汗出后，又用其他方法固护汗源、减缓药力，并非大汗出后就病愈。

在现代教学中，初学者多认为发汗峻剂即为出汗量大，实则不然。仲景所言"遍身絷絷微汗，不可令如水流漓"即为用药发汗法的获效表现。就大发汗剂而言，在用药配伍上，虽重在发汗，但以防汗出过度，需与性味相制及气味缓和的药物配伍使用，以达到正常用药汗出的目的，以此观之，大发汗剂本质在于用大发汗法调整机体阴阳，而并非发汗量大之意，实则指强力通利汗出通道，使邪气短时间内随汗而泄。正常发汗代表人体营卫之气相合，若大发汗剂使汗出过多，即使邪气已出，也必然损伤人体津液，反致病情不解或加重；若汗出量过少，则邪气有余，病必不愈。故在学习后认为服用大发汗剂后，最佳取效表现在于微汗。

二、中发汗剂——代表方选取小柴胡汤与桂枝汤

（一）发汗旨在调和阴阳

小柴胡汤为和解少阳的代表方，在第 101 条中服用柴胡汤后见"发热汗出而解"、第 230 条"与小柴胡汤……身濈然汗出而解"，均见小柴胡汤具有发汗之功。而仲景所谓"少阳不可发汗，发汗则谵语，此属胃"。实则为少阳病禁用汗法，此代表解表所用发汗法，而非代指小柴胡汤药物配伍不能有发汗之效。《伤寒明理论》记载："辛甘发散为阳。表邪未已，迤逦内传，既未作实，宜当两解。其在外者，必以辛甘之物发散，故生姜、大枣为使，辅柴胡以和表。"《医方考》指出："邪半在表，则荣卫争，故用姜、枣之辛甘以和荣卫。"小柴胡汤重在和畅气机、枢转少阳，表邪渐里，故较大发汗剂解表之功稍弱，而重在治里证，使表里相和、三焦通利，上焦得通，阳气充盛；中焦调和，阴液有源，气津布散于体表，阴阳合化自汗出而愈。第 12 条桂枝汤证："太阳中风，阳浮而阴弱。阳浮者，热自发，阴弱者，汗自出。"此汗出为病理性汗出，如《内经》所言："阳加于阴谓之汗。"此乃正常汗出。故桂枝汤中桂枝佐生姜以辛散之力治卫强，芍药佐大枣以补血养阴扶营弱，其当属解表之中发汗剂，以微汗出为取效机制，奏调和营卫、通达阴阳之功，以达荣卫相和、阴阳互调的正常生理状态。

（二）啜粥温服，覆取微汗

桂枝汤在药后调护中，强调啜热稀粥一升余、温覆令一时许，其主要病机为"阴、阳、气"伤，故借热助阳、稀粥助阴生气，乃《伤寒来苏集》所云："桂枝汤发营中汗，须啜稀热粥者，以营行脉中，食入于胃，浊气归心，淫精于脉故尔。"以此协助发汗，使汗出正常，既不无汗又不汗出过多致虚。小柴胡汤中半夏生姜

助柴胡解表之力，《医方考》又指出：邪半在表，则荣卫争，故用姜、枣之辛甘以和荣卫。加减运用指出"若不渴，外有微热者，去人参，加桂枝三两，温覆微汗愈"。可见，虽兼表证，但发汗之力也不可过大，即仲景和解思想，表里两和即可。

在中发汗剂中，均蕴含仲景调和思想。无论是小柴胡汤，还是桂枝汤等中发汗剂，其药物间发汗力度显然较大发汗剂小，也就是说其通利汗道的强度较小，但按照大中发汗剂的字面理解，多数人会认为两者差别在于汗出量的多少，但从上述仲景药物配伍、药后调护来看，最终均指出药后微汗的临证表现，以发汗法调整营卫相和、机体阴阳平衡。

三、小发汗剂——代表方选取表郁轻证三方

表郁轻证代表方为此类发汗剂，包括桂枝麻黄各半汤、桂枝二麻黄一汤、桂枝二越婢一汤三方，其用药剂量颇具特色。李氏认为桂枝二麻黄一汤发汗力度在桂枝汤与桂枝麻黄各半汤之间属于正常发汗剂，桂枝二麻黄一汤中桂枝汤用量约为原方剂量的 5/12、麻黄汤用量约为原方剂量的 2/9，较桂枝麻黄各半汤中桂枝汤用量（约为桂枝汤原方的 1/3）更小，故其正常发汗剂即所谓的药物发汗力度恰到好处，也属于在此论述的微汗法范畴。但李宇铭又指出：桂枝二越婢一汤为阳气偏虚其中，不应发汗，故不属于发汗剂，但本方配伍寒凉之性的石膏，乃有外邪郁久化热，其机制类似于轻微的大青龙汤证，仲景又言"脉微弱者，此无阳也，不可发汗"乃示脉证合参，故其治法为微发其汗、兼清内热。所以，对于上述表郁轻证三方而言，乃阳气怫郁，邪微正气未复，较太阳中风证病情轻，应小发其汗至邪出，扶助正气助卫强。因此仲景用桂枝汤、麻黄汤减量组方，意在减弱发汗之力，以弱化发散通利汗道的功用，故仲景仍以微汗为小发汗剂获效表现，并未以汗出量少作为其药后起效的观察指标。最终，人体阴阳趋向平衡，阴平阳秘，精神乃至。医家云"中医不传之秘在药量"即

在于此。

汗法为中医八大治法之一，理论渊源追溯至《黄帝内经》。张仲景在《伤寒论》中对其应用详尽，所载方剂发汗程度各异。但临证用药处方时，则依据发汗程度不同而从配伍其他药、药后调护、药物用量等方面调整发汗力度，使其均以微汗出为宜，汗法获效指征均为微汗。因此，临床应用发汗剂时，也应对药物配伍、用量、服药后调护有所注意，才能体会仲景用药奥秘，以恢复阴平阳秘的人体健康状态。

（罗伟康　王诗源）

参考文献

［1］李冀．方剂学［M］．北京：中国中医药出版社．2012：8．

［2］姜建国，周春祥．伤寒论讲义［M］．上海：上海科学技术出版社，2012：1-195．

［3］侯养彪，杨涛，张再良．谈对麻黄汤发汗问题的认识［J］．长春中医药大学学报，2012，28（1）：184．

［4］张丹丹，范永升，温成平．从"少阳不可发汗"探析非汗法"汗出而解"的机制［J］．中华中医药杂志，2017，32（03）：926-928．

［5］郭梅钦，马湃．《伤寒论》汗法浅解［J］．河南中医，2003，23（05）：1-3．

［6］李宇铭．《伤寒论》表郁轻证三方研究（上）［J］．国医论坛，2012，27（03）：1-3．

［7］李宇铭．《伤寒论》表郁轻证三方研究（下）［J］．国医论坛，2012，27（04）：1-3．

小建中汤证病机之我见

《金匮要略·血痹虚劳病脉证并治》第13条"虚劳里急，悸，衄，腹中痛，梦失精，四肢酸痛，手足烦热，咽干口燥，小建中汤主之"，《伤寒论》第108条"伤寒二三日，心中悸而烦者，小建中汤主之"。分析这两段条文可知，小建中汤证有明显的相火妄动症状，故笔者认为小建中汤证病机可能与肝阴虚损、无力制约相火存在内在联系。《伤寒论》100条中对小建中汤的论述："伤寒，阳脉涩，阴脉弦，法当腹中急痛，先与小建中汤，不瘥者，小柴胡汤主之。"小柴胡汤证的病机为少阳枢机不利，相火内郁，结合前文提出的小建中汤证病机为肝阴虚以致相火失制妄动，笔者发现小建中汤与小柴胡汤的位置相近，或许有进行鉴别用方之深意。因此，笔者以此为出发点，希望通过分析传统中焦虚寒理论的矛盾之处、《伤寒杂病论》原文所述方证、张仲景药用习惯以及各药物自身特点，来对小建中汤证的病机另作解释。

一、历代医家所述小建中汤病机存在疑点

后世大多认为小建中汤是温中之方。如成无己于《伤寒明理论》言："此汤温建中脏，是以建中名焉"，陈亦人《伤寒论译释》言"里虚者先治其里，宜用小建中汤温养中气"以及尤在泾"小建中汤温养中气"。后世医家多认可此种观点，认为小建中汤是温中之剂，主治中焦虚寒证，病机为脾胃阳虚。现行《方剂学》教材亦将其列入温里剂中。但笔者认为能将小建中汤明确归为温里剂的主要症状依据多为后世医家在《伤寒论》原文基础上的自我补充，如"腹痛喜温喜按"。故小建中汤列入温中之剂是否恰当，值得商榷。

首先，结合仲景药用习惯分析，这一认知确实存在疑点。在

存在虚寒表现的证候中，仲景多减少芍药的用量，甚至去之不用。如"太阳病，下之后，脉促胸满者，桂枝去芍药汤主之。"黄元御《伤寒悬解》对此的解释为："下后脉促，表邪未解，是宜桂枝，而益以胸满，则阳衰胃逆，浊气冲塞，去芍药之酸寒，以解表邪。"因芍药属阴，碍于通阳故去之。真武汤方后注"若下利者，去芍药，加干姜二两"。因下利甚者，是阴盛阳衰，宜去芍药之苦泻，加干姜以温中。正如黄元御《长沙药解》所云："以脾阳衰败，则下陷而为泄利，故去芍药之酸寒，而加干姜之辛温也。"再者，仲景亦有论述："太阴为病，脉弱，其人续自便利，设当行大黄、芍药者，宜减之，以其人胃气弱，易动故也。"脾胃尚弱者，宜稍减芍药药量。黄元御言芍药"败土伐阳，未如地黄之甚，然泻而不补，亦非虚家培养之剂也"。可见，在中焦虚寒阳衰之时，并无倍用芍药之理。仲景治腹痛虽惯用芍药，如小柴胡汤后之加减"腹中痛者，去黄芩，加芍药"，但此乃泄木安土法，与中焦虚寒无关。且治腹中痛，并非非芍药不可，如四逆散证方后注中"腹中痛者，加附子一枚"用炮附子以散寒止痛。

其二，小建中汤证有明显阴虚相火妄动之象。《金匮要略》"虚劳里急，悸，衄，腹中痛，梦失精，四肢酸痛，手足烦热，咽干口燥，小建中汤主之"中所述的小建中汤主治症状并不能从中焦虚寒角度得到有说服力的解释，相反，从"手足烦热""咽干口燥""梦失精"等可以看出病人有明显的阴虚表现。叶天士《临证指南医案》言："故肝为风木之脏，因有相火内寄，体阴用阳，其性刚，主动主升，全赖肾水以涵之，血液以濡之。"依据五行生克关系：一者水生木，肝厥阴风木之脏，赖肾水涵养、阴血濡润，肝血充足、肝阴得养，才能正常疏泄升动；二者木生火，若肝阴虚亏，肝气升发疏泄太过则会导致相火妄动；三者水克火，水不能制火，则肝内相火妄动。柯韵伯在《伤寒来苏集》中对《伤寒论》108条解释为"少阳中枢受寒，而木邪挟相火为患"。因此，小建中汤证虚寒表现并不明显，而阴虚挟相火妄动之象显著。

故笔者认为小建中汤证中焦虚寒病机存在疑点。现从小建中汤证方药、症状对其病机深入探讨，论证其病机当为肝阴虚损，以致肝气疏泄太过而克脾土，少阳相火失制妄动。

二、从小建中汤所选药物分析

《神农本草经》言："芍药主邪气腹痛。"徐大椿《神农本草经百种录》云："肝气乘脾则痛，敛肝气则痛除"，故收敛过亢之肝气可除腹痛。"芍药花大而荣，得春气为盛，居百花之殿，故能收拾肝气，使归根反本，不至以有余肆暴、犯肺伤脾，乃养肝之圣药也。"由此可知，从药象的角度考虑，芍药花大，色荣，华与仲春，最得春气。肝通于春气，芍药可顺应肝之升动，使其疏泄有常，不致枯燥郁发。故当肝阴虚损、肝血不足时，芍药作为"养肝之圣药"当用以发挥其补肝血之功效。肝阴虚所致肝气升发太过而疏泄失常、中气被贼，腹痛急骤之证，芍药作为"收拾肝气，使归根反本"之药，岂有不倍用之理？除此之外，《长沙药解》："芍药酸寒入肝，专清风燥而敛疏泄，故善治厥阴木郁风动之病。肝胆表里同气，下清风木，上清相火，并有捷效。"由此可见其还有清相火之用，可制妄动之相火。胶饴由米麦制成，《本草经疏》："饴糖，甘入脾，而米麦皆养脾胃之物，故主补虚乏，仲景建中汤用之是也。"是以水谷精气，气味醇甘之物，可补中土，土气充盛，则有抵御木乘之本。此外，胶饴建中可裕生化之源，生化之源充盛，则五脏六腑阴阳之气化生有源，肝阴得以充补。不仅如此，叶天士《本草经解》曰："饴糖气大温，禀天春和之木气，入足厥阴肝经；味甘无毒，得地中正之土味，入足太阴脾经。"可见胶饴不但得甘醇中正之土气，可补脾使之化生有力，又得温和升动之春气，亦可助肝之疏泄有常。因而胶饴可补脾精而养肝血，缓拘急而润风燥。恰合《素问》："肝苦急，急食甘以缓之"之意；亦如《四圣心源》所谓："补肝之血则宜温。"桂枝、生姜，此二者，可达被肝木所克之脾土。桂枝，《长沙药解》谓："桂枝温散发舒，性与肝合，得之脏气条达，经血流畅，是以善达脾郁。"桂枝顺肝之性，可条肝气，畅经血，达脾郁。"相火旺，则君火虚。离中真火不藏，故悸；离中真水不足，故烦。非辛甘以助阳，酸苦以维阴，则中气立亡矣。"郑钦安《医理真传》："离为火，在五脏配心。"离此指心，主君火，桂枝可温通心阳，君火以明则相火安位，而无相火妄动之患。生姜，《长沙药解》言："入肺胃而驱浊，走肝脾而行滞，荡胸中之瘀满，排胃里之壅遏，善通鼻塞，最止腹痛。"生姜在小建中汤方中可调和脾胃，行滞除脾郁。甘草、大枣，此二者，可实脾土以裕生化之源。甘草，《神农本草经》："主五脏六腑寒热邪气。"《神农本草经百种录》："甘能补中气，中气旺则脏腑之精皆能四布。"因此，甘草是小建中汤中直接"建中"的药味，可补中土脾气，脾气盛，一方面可与过亢的肝气相抗衡，另一方面脏腑气血各得补养，则肝阴易生，肝血易成。大枣，《神农本草经》："主心腹邪气，安中养脾。"安中气，养脾气，则邪气自除。《长沙药解》："补太阴己土之精，化阳明戊土之气。生津润肺而除燥，养血滋肝而息风，疗脾胃衰损，调经脉虚芤。"可见其补脾精、化胃气之效，为直接"建中"之药；除此之外，大枣之补偏于"生津""养血"，如前文所述，肝阴不足，体阴用阳之"体"亏损，则其"用"失常，故风木枯燥而疏泄太过。大枣可滋肝阴以柔肝体助肝用。芍药、饴糖、桂枝，皆通春气。芍药滋肝阴、敛疏泄、清相火；饴糖建中土以裕生化之源而补肝血、滋肝阴，甘温质润以抑木缓急；桂枝调肝气、畅经血、达脾郁、安相火。针对"肝阴虚""肝气疏泄太过""相火妄动"的病机起治疗作用。甘草补养脾气，大枣补虚滋阴，生姜荡满除遏，共同起到补养中气的作用，"见肝之病，知肝传脾，当先实脾"，此三者实脾，针对肝病传脾起治疗作用。

三、肝阴虚基本病机的提出

第一，从"建中"二字的意义来看。"建中"二字一直是历代医家将小建中汤作为温补中焦之方的一大原因。第十版《方剂学》教材虽将其列入温里剂中，但也提出了肝脾失调、阴阳不和的内在病机。其认为肝脾失调是由于"中焦虚寒，化源匮乏"而导致阴阳不和、肝脾失调，故用辛甘酸甘合化以调和阴阳。但其基本病机若为中焦虚寒，则应以温里药为主，应该重用桂枝、生姜辛温之药，为何倍用苦泻之芍药，又加饴糖？《伤寒论》中，小建中汤与理中汤都可恢复脾气，其用药特点，小建中汤重用甘味药，偏于甘润，可抑木缓急使脾之运化得权；理中汤重用温阳药，偏于温燥，可温补中焦。故其病机特点，小建中汤证偏于气之阴虚，而理中汤证偏于气之阳虚。因此，笔者认为"建中"并不可等同于温补中焦，即其基本病机并非中焦虚寒，虽存在脾弱，却是由于肝气疏泄太过而克脾土，使脾之运化功能失调。故其借助胶饴、大枣、甘草厚重、醇和、甘缓之力来帮助充建中焦之根基，使脾气充盛，以御肝木之盛克，从而运化得常，并能补裕生化之源以和脏腑气血阴阳，达到滋肝阴效果，以疏缓横逆过亢之肝气。恰合《素问》所言"肝苦急，急食甘以缓之……脾欲缓，急食甘以缓之，用苦泻之，甘补之"之理。

第二，基于原文内容进行分析。首先，从《伤寒论》108条小建中汤证病程分析。"伤寒二三日，心中悸而烦者，小建中汤主之。""二三日"说明太阳中风证经失治误治已转变小建中汤证。依据"观其脉证，知犯何逆，随证治之"的基本原则来推测条文，太阳中风证因"营弱卫强"而"汗出"，已有二三日病程，因营弱而汗出不止，则有可能出现阴血不足之象。所谓"营卫者，精气也，血者，神气也，故血之与气，异名同类，故夺血者无汗，夺汗者无血"。由此，笔者认为小建中汤证中存在引起肝阴血不足的原发因素。此外，结合"心中悸而烦"，悸在理论与实践中均主要反映阴血不足的病机。《灵枢·营卫生会》曰："血者，神气也"，人体的精神活动必须得到血的滋养。失去阴血滋养，即会导致心烦。且肝阴不足，相火妄动，上扰心神，亦会使人出现心烦不安的病理表现。因此，小建中汤治少阳病之心烦，赖于芍药滋肝阴及清相火之逆升。此为笔者认为肝阴虚为小建中汤证基本病机的原因之一。

其二，从《伤寒论》100条小建中汤证脉象、治疗手段分析。柯韵伯《伤寒来苏集》曰："今阳脉涩而因独弦，是寒伤厥阴，而不在少阳矣……弦为木邪，必挟相火……今阴脉弦，弦为肝脉，以脉法推之。当腹中急痛矣。"从脉象上看，小建中汤证的基本病机亦在肝，肝阴不足，则肝气紧张而脉弦，无力制约相火，故必挟相火妄动之症状。在治疗手段上，依据"见肝之病，知肝传脾，当先实脾"的治疗思路，肝气过亢必然会横逆而克土，故小建中汤运用酸苦之芍药收敛过亢之肝气、补肝阴、清相火，同时用胶饴、大枣、甘草来实脾土裕生化之源，因此笔者肯定小建中汤证存在脾气虚损，但其基本病机却在肝不在脾，即笔者前述"建中"之内在含义。再者，赵氏认为若用小建中汤不瘥，应该是从厥阴风木论治无效，此时改为小柴胡汤，侧重清少阳证。即是不能通过滋补肝阴而制约妄动之相火，而是直接用辛散之柴胡来解经邪、疏气郁，助少阳之气外达，并配以苦寒清郁火，使少阳之火清于里。这就体现了小建中汤证在少阳病篇论述的鉴别诊断之深意。通过此条条文，仲景应意在戒导我们注意区分肝阴虚损无力制约相火与少阳枢机不利，相火内郁这两者病机的不同与论治方法的差异。小柴胡汤方后注"若腹中痛者，去黄芩，加芍药三两"应为二者之间的过渡形式。此为笔者认为肝阴虚为小建中汤证基本病机的原因之二。

其三，从《金匮要略·血痹虚劳病脉证并治》第13条症状分析。生理上，肝为罢极之本，帮助人体缓解疲劳耐受疲劳。故在病因上，"虚劳里急"与肝密切相关。"四肢酸疼"亦与肝密切相关：一因肝主筋，筋聚于关节，木气升发失司，筋节不畅，故四肢酸疼；二因阴虚而失去对筋节正常的濡养作用，故会四肢酸疼。至于"梦失精"一症，人之精，赖肾气闭藏，肝气疏泄，一泄一藏，开合有度，肝阴虚损则致肝气疏泄太过，故见遗精。且肝气下达宗筋，《灵枢》云："肝厥阴之脉，奇遇大趾从毛之际……循股阴，入毛中，环阴器……"，故由"梦失精"一症推知肝失疏泻，相火妄动的内在病理变化。至于"衄、手足烦热、咽干口燥"，《灵枢·经脉》云："胆足少阳之脉，起于目锐眦……其支者，别锐眦……以下胸中，贯膈，络肝，属胆"，"足少阳之正……合于厥阴，别者如季胁之间，循胸里，属胆，散之肝上，贯心，以上挟咽"，亦可看出这些症状与少阳相火为病的内在联系。少阳相火妄动，火伤血络，迫血外行，故见衄血；火邪伤津则见咽干口燥。此为肝阴虚为小建中汤证基本病机原因之三。

其四，从"腹中急痛""里急，腹中痛"的含义辨析。后世医者认为小建中汤主治中焦虚寒证，多是依据其腹痛特点为喜温喜按，但伤寒原文对于小建中汤证的腹痛特点仅有"腹中急痛""里急，腹中痛"两种描述，而并未提过"喜温喜按"四字。结合伤寒原文，所谓"急"，应意指筋脉拘紧拘挛，如"伤寒脉浮，自汗出，小便数，心烦，微恶寒，脚挛急……"，"吐已下断，汗出而厥，四肢拘急不解……"等条文。因此，笔者认为小建中汤证所指之腹痛多应以腹部筋脉的拘紧拘挛感为主，而寒象并不明显。《素问·金匮真言》云："东方青色，入通于肝，开窍于目，藏精于肝……是以知病之在筋也……"故筋脉的病变与肝密切相关。当肝阴不足时，一使筋脉失于濡养而拘紧作痛，二者肝阴不足，易导致肝阳偏盛而升发太过，肝气疏泄太过则横逆克土而使腹部作痛。故此为小建中汤证基本病机与肝阴虚密切相关的原因之四。

通过对《伤寒论》《金匮要略》原文的分析，本于原文所记载的小建中汤证脉证，参考比较后世各家主张，并结合仲景用药特点与习惯、各药物自身的特性、基于肝脾病"见肝之病，知肝传脾，当先实脾"的治疗理论，分析得出传统小建中汤证中焦虚寒理论的矛盾与不足之处，并对"建中"含义进行辨析，笔者认为小建中汤证的基本病机应为肝阴虚损，进而以致肝气升发疏泄太过而横逆克土，少阳相火失制而妄动的结论。

（王新　王诗源）

参考文献

［1］黄元御．黄元御医集［M］．北京：人民卫生出版社，2014：108．

［2］姜建国．伤寒论［M］．北京：中国中医药出版社，2004：59．

［3］黄元御．长沙药解［M］．北京：中国医药科技出版社，2009：1-79．

［4］赵会聪．小建中汤病机新解［J］．吉林中医药，2014（34）：553-554．

［5］叶天士．临证指南医案［M］．北京：人民卫生出版社，2006：19．

［6］孙星衍．孙冯翼辑．神农本草经［M］．太原：山西科学技术出版社，2017：28-127．

［7］徐大椿．神农本草经百种录［M］．北京：中国医药科技出版社，2017：12-54．

［8］黄元御．四圣心源［M］．北京：中国中医药出版社，2009：22．

［9］李冀．方剂学［M］．北京：中国中医药出版社，2016：104．

［10］王秀梅，于海亮．小建中汤病机之我见［J］．中医药学报，2012（4）：98-100．

［11］柯琴．伤寒来苏集［M］．北京：中国医药科技出版社，2016：216．

［12］孙广仁．中医基础理论［M］．北京：中国中医药出版社，2012：116．

心悸之炙甘草汤证与小建中汤证关系探讨

心悸是指病人自觉心中悸动、惊惕不安，甚者不能自主的一种病证。在张仲景《伤寒论》中，阐述心悸的条文有 64、82、102、177、264 条等，论治则以桂枝甘草汤、真武汤、小建中汤、炙甘草汤为正治。黄元御言："小建中证，即炙甘草之轻者，烦悸不已，必至经脉结代。"故笔者认为小建中汤所主心悸和炙甘草汤所主心悸，在病因病机、症状证治等方面可能存在递进关系。《伤寒论》第 100 条："伤寒，阳脉涩，阴脉弦，法当腹中急痛者，先与小建中汤；不瘥者，小柴胡汤主之。"《伤寒论》第 102 条："伤寒二三日，心中悸而烦者，小建中汤主之。"《伤寒论》第 177 条："伤寒，脉结代，心动悸，炙甘草汤主之。"由"心中悸而烦"到"心动悸"，体现了两证之心悸程度的不同。而察小建中汤证之脉"阳脉涩，阴脉弦"和炙甘草汤证之脉"结代"，二者脉象均反映了阴血亏虚和阳气不舒的病理变化，但小建中汤证之阳气不舒源于阳气郁遏，炙甘草汤证之阳气不舒源于阳气推动无力，故二者病机相似，却有不同。因而笔者认为小建中汤证之心悸失治日久，中焦气血化生不足，将导致阴阳气血两虚的炙甘草汤证之重证心悸，两者的病机存在相似与递进之处。从两方用药上也可对仲景组方用药思路探知一二，从而提示我们临床遇到病情恶化时应如何在原方基础上灵活加减。

一、从二者脉象探讨

第一，小建中汤证脉象。《伤寒论》中关于小建中汤脉象叙述为"伤寒，阳脉涩，阴脉弦，法当腹中急痛者，先与小建中汤；不瘥者，小柴胡汤主之。"小建中汤证之脉为"阳脉涩，阴脉弦"。涩脉首先提示阴阳不和，与滑脉是相对的脉象。《伤寒论》曰："翕奄沉，名曰滑，何谓也？沉为纯阴，翕为正阳，阴阳和合，故令脉滑。"滑脉为阴阳和合则脉来流畅和缓，而涩脉必然与其相反，脉为往来不流利之象，提示阴阳不和。阴阳合和、脉流缓畅，则心主自安，阴阳不和，血行不利，则心脉受阻，易发心悸。其次，《素问·脉要精微论》云："涩者，阳气有余也"，涩脉亦提示阳气有余、不舒。"阳气有余"并非阳气绝对亢盛，而是因阴血不足而致阳气偏亢。阳亢生热，热扰心神，故见惊悸。柯韵伯《伤寒来苏集》又言："阳脉涩，则阳气不舒"，阳气不舒则脉流不畅。再者，阴阳不和，阴不足以济阳，阴阳转化不圆融，而现涩脉，故涩脉亦体现阴血不足。正如《素问·举痛论》所言"脉涩则血虚"。弦为肝脉，《濒湖脉学》云"弦为木盛之病"，可见小建中汤心悸证亦关乎肝病。脉弦则肝旺，前文所述小建中汤证之涩脉之象提示阴血亏虚，阴虚则使肝之升发疏泄太过。"肝经木旺土应伤"，中土为气血化生之源，木旺乘土，则化生乏源，血气愈虚，心失所养而发心悸。故小建中汤证之心悸一因阴血亏虚心脉失养而发为惊悸，二为阴虚阳亢，热扰心神，心失所主而发为惊悸。其病机所主为阴虚血少而阳气相对有余。

第二，炙甘草汤证脉象。"伤寒，脉结代，心动悸，炙甘草汤主之"，炙甘草汤心悸证之脉为"结代"。尤在泾《伤寒贯珠集》论："脉结代者，邪气阻滞而营卫涩少也。""结代之脉，一为邪气留结，一为正气虚衰。"因而炙甘草汤证之结代脉体现营卫衰少。营者，阴气也。结代脉体现阴血亏虚，和小建中汤证之"涩脉"有相通之处，因阴血亏虚，心神失养所致心悸，与小建中汤心悸证亦有相通之处。卫为阳，故炙甘草汤证之阳气亦见不足，其脉之往来不利源于阳气推动无力而郁滞，与"涩脉"之阴阳转融不利而滞涩有所不同。因阴阳互根互用，阴病久则必损及阳，阴血不足终致阳气亏虚。本证之脉结代，则属气血虚衰、运行无力、脉搏不续所致，故炙甘草汤证之心悸为气血阴阳俱虚，不同于小建中汤证之心悸为阴血亏虚、阳气相对偏亢。代脉为"血气虚衰，不能相续也"，甚于涩脉所体现之血虚。因此，可将"结代"脉视为"弦涩"脉日久的转归。炙甘草汤证之心悸主要由于阴阳两虚，心脉失养而发为心悸。

此外，结脉之"时一止而复来"，代脉之"动而中止，不能复还"，滞涩之象更重，《濒湖脉学》言"结甚则积甚"，而"积气生于脾气劳"，故认为两者证机亦与血行不畅而心脉受阻、心主受累引发心悸相关，而炙甘草汤证之心悸血行不畅程度较之小建中汤证之心悸更甚。

二、从心脾母子关系探讨

十二经脉循行，心脾脉络相连，心为火，脾为土，五行为母子，子病及母，致母子两脏虚损。心主血，为气血生化之源。脾主运化功能健旺，化生血液充盛，血足则心有所主；心主血脉，脾为一身气机升降枢纽，气为血之帅，气机顺调则血行流利，血行流利则血道通畅，而心脉不受阻累。小建中汤心悸证，其标在心，其本在脾，其阳气郁而偏亢、阴血亏损不足，二者皆由脾气虚衰，无力行气生血所致。脾气虚衰，气血生化乏源，可导致心血亏虚，使心失所养而发为心悸；气机郁滞，血脉受阻，初为弦涩，后为结代，心悸愈重，发为动悸；子病累母，脾病传心，心受病日久，其体用愈虚，兼以人体阴阳互根互用、阴虚及阳，最终阴阳两虚，则为炙甘草汤心悸证。故认为小建中汤证与炙甘草汤证之间存在递进关系，此为黄元御所言"小建中汤证，即炙甘草之轻者，烦悸不已，必至经脉结代"之内在深意。

三、二者病机探讨

《内经》云："心者，其充在血脉"，故阴血不足，血脉失充，心失所养为心悸之主要病机。小建中汤证见心悸源于阴血不足，兼烦则提示其还有热邪为患，所谓"烦者，热也"，因阴血不足而致阳气相对偏亢，正如黄元御《伤寒悬解》曰："相火升炎，消烁心液，故生烦扰。"炙甘草汤证见心动悸亦因心之阴血不足，但其无阳气偏亢之象，而是阴损及阳而阳气亦虚衰，阳虚生内寒，结合"结脉"，可知其有寒邪为患，如柯琴所言"寒伤心主，神明不安，故动悸"，心悸亦与内寒相关。所谓"邪之所凑，其气必虚"，寒邪犯心，正气虚损却为发病因素，故认为炙甘草汤心悸证或为小建中汤心悸证迁延时久而来。《内经》云："中焦受气取汁，变化而赤，是谓血"，中焦气血化源不足必累及心血以致心悸。小建中汤证存在中焦虚衰，化源无力，故失治日久，气血必然匮乏，可致炙甘草汤证之心悸重证。另外《金匮要略·血痹虚劳病脉证并治》中述小建中汤证："虚劳里急，悸，衄，腹中痛，梦失精，四肢酸疼，手足烦热，咽干口燥，小建中汤主之。"王叔和《金匮要略方论》云："炙甘草汤治虚劳不足，汗出而闷，脉结悸，行动如常，不出百日，危急十一日死。"可见，二者之心悸俱与虚劳有关。诱发小建中汤证之虚劳，为脾气先虚，气血始亏，炙甘草汤心悸证之虚劳，则为心之阴阳气血均已不足，鼓动血脉无力。里急，《金匮悬解》论"里急者，乙木郁陷，迫急而不和也"指出虚劳里急之证源于肝木郁陷。木盛则乘脾，则中气虚衰，气血化源更见不足。前文所述小建中汤证有阳气不舒之象，当为脾阳不舒，因肝木所克而脾阳运化失权，郁而不舒。炙甘草汤之"虚劳不足"，"自汗出，胸闷，数日而死"为虚危之证，《长沙药解》谓其"实缘中气之败"。脾为后天之本，中气败则人命至危。亦是可体现两者的递进联系——小建中汤证中气虚，日久病甚，而成炙甘草汤之危证。

因此小建中汤证和炙甘草汤证的病机中俱有正虚和经脉滞涩。其中，小建中汤心悸证邪气未结，正虚尚轻，阴津亏损而阳气相对亢盛。炙甘草汤心悸证为气血阴阳两虚，气结不能相续。炙甘草汤证与小建中汤证在病机上相通，但为小建中汤证之重症，或为小建中汤证发展而来。小建中汤证发展到炙甘草汤证，由阴病及阳而致阴阳两虚，由中气虚发展到心气虚，由中焦气血化源不足而致心失充养，前者心悸伴阴虚诸象，后者则伴阴阳两虚危重证候。此外，炙甘草汤证存在寒邪为患，血脉滞涩之象更著。

四、二者方药分析

第一，小建中汤。如前文所述，小建中汤心悸证存在阴阳不和，后世医家认为小建中汤可调阴阳，将其归为张仲景和法治疗心悸的代表方之一。小建中汤中重用饴糖和芍药。徐大椿《神农本草经百种录》云："芍药花大而荣，得春气为盛，居百花之殿，故能收拾肝气，使归根反本，不至以有余肆暴、犯肺伤脾，乃养肝之圣药也。"前文所述，小建中汤证之弦脉为肝木过盛，肝经木旺则伤脾，芍药可敛疏泄，防其疏泄太过而乘脾，从而助脾重掌运化之权，行气生血。而芍药之酸苦亦可养血柔肝助肝藏血之功。胶饴，即饴糖，《本草经疏》言："饴糖，甘入脾，而米麦皆养脾胃之物，故主补虚乏，仲景建中汤用之是也。"叶天士《本草经解》曰："饴糖气大温，禀天春和之木气，入足厥阴肝经；味甘无毒，得地中正之土味，入足太阴脾经。"可见为得水谷精气、气味醇甘之物，既入厥阴肝经，助芍药平肝风、敛疏泄、有酸甘化阴之意，又入太阴脾经、补脾土，可助脾气健运、裕生化之源。方中用桂枝三两，《长沙药解》载："桂枝温散发舒，性与肝合，得之脏气条达，经血流畅，是以善达脾郁。"桂枝可达被郁之脾阳。此外，《注解伤寒论》言"桂枝、生姜之辛，以行荣卫"，小建中汤证中经血滞涩、运行不畅，桂枝温以助经血运行，温通心脉。生姜"走肝脾而行滞"，亦为调畅气机、行郁除滞之品。此外，方中甘草，《神农本草经百种录》谓之："甘能补中气，中气旺则脏腑之精皆能四布。"大枣，《神农本草经》言其"主心腹邪气，安中养脾"，故此两者可直接补中土之虚，益气血生化。此证以阴血亏虚为主要病理改变，大枣又可补其血气，以养心神。

故而小建中汤意在制过旺之肝木，助脾健运，且可酸甘化阴，和阴阳，调气机，生阴血，则心脉通畅，心血充足，心主得安，惊悸自去。中焦气血生化之源足，则阴血不足之象消。

第二，炙甘草汤。炙甘草汤具有通经脉、益气血之功，既益气通阳，鼓动极度涩滞之气机再次率血充脉，又滋阴养血，润养至虚至耗之心主，如此，可复脉，安心悸。方中所用生地黄，色黄红，质软，专入人身而补血，且可除血痹，消经血之郁滞。炙甘草汤证之阴阳两虚源于阴血亏虚，故生地补血养阴之功可针对此起治疗作用。《神农本草经百种录》言"血充足则邪气散，血流动则凝滞消"，补血亦可消经脉之郁滞。炙甘草汤证经血郁滞较甚，熟地黄温而腻，不利于调畅气机，而生地黄性凉可滑利流通，即"除痹，生者尤良"之意。麦门冬，《神农本草经》云"主心腹，结气伤中伤饱，胃络脉绝，羸瘦短气"，为甘平滋润、清火益气之品；麻仁，《长沙药解》云"通经脉之结代""养血而润燥"；阿胶，《神农本草经》载"主心腹，内崩，劳极，洒洒如疟状，腰腹痛，四肢酸疼"，可治劳倦之脾伤血亏，以及血枯之诸痛症以充失养之心脉。生地、阿胶、麦门冬和麻仁均为滋润之品，可直补阴精，以治炙甘草汤证之阴血亏虚。炙甘草汤证气血阴阳虚甚，已有脉结代之危象，故用大补之人参以复脉救阳。甘草重用可温助心阳，大枣滋润可补心血，在炙甘草汤方中亦有补益中焦之用。除此之外，甘草助桂枝、人参化阳，大枣助生地、麦门冬、阿胶等化阴，是为阴阳双补之治。方中温热药物，桂枝三两和人参二两的配伍与麦门冬、麻子仁各半升、生地一斤以及阿胶二两的补阴药物配伍相比，药量更单薄。前文所述，炙甘草汤证为阴损及阳所致阴阳两虚，故方中补阴药物与补阳药物的用量有所偏重。现代临床实验表明炙甘草汤对心悸具有广泛的治疗作用，被应用于快速性心律、缓慢性心律失常、病态窦房结综合征等疾病，辨证属心阳不振、阴血不足之心悸、怔忡者，疗效显著。

第三，对二者比较。两者主治之心悸证病机皆有阴血亏虚和经血郁滞，两者方中皆有补阴养血和补阳行气药物。而小建中汤方所用药物偏于充裕生化之源以化生气血阴阳，以酸甘化阴之功来补阴。且小建中汤证存在阳气相对偏亢，肝经木旺而乘脾，脾气虚衰，是以辛温偏阳药物偏于助脾运，行血气以安心悸，且可温助人体之君火，为"相火旺，则君火虚。离中真火不藏，故悸；离中真水不足，故烦。非辛甘以助阳，酸苦以维阴，则中气立亡矣"所述之意。炙甘草汤证之阴虚较小建中汤之阴虚程度深，是以炙甘草汤方中补阴药物较之于小建中汤，药味更多，用量更足，药力甚厚，且以滋润之药直补阴血。炙甘草汤证为阴血亏虚亏损日久而损及阳气，已见危象，故重用炙甘草又以大补之人参以复脉气，从而使经血得畅，阳气得舒。但其病源于阴血化源匮乏，虽被后世称为阴阳双补之方，由于方中滋阴之品壮于益阳之药，炙甘草汤还是偏于补阴，与小建中汤中重用芍药有相似之处。此外，二者阳气不舒的成因亦不同，一是源于阳气推动无力而郁滞，二是阴阳转融不利而滞涩，因而炙甘草汤方较小建中汤方温阳之功著，小建中汤方则重在调和阴阳。因此，结合组成也可得出，小建中汤心悸证和炙甘草汤心悸证亦皆有阴血亏虚，且程度上存在相通之处和递进关系。而虽均见经血郁滞，因成因不同，用药亦见差异。

综上，通过分析《伤寒论》与《金匮要略》原文，以及对小建中汤心悸证与炙甘草汤心悸证的脉症进行分析，可见二者均存在阴血不足之象，由涩脉与心中悸而烦一症可知小建中汤证为阴血不足兼阳气相对偏亢，由结代脉与心动悸一症可知炙甘草汤证为阴血不足阴病及阳而阳气亦见亏虚。中焦为气血生化之源，小建中汤心悸证失治日久，必会气血匮乏而导致阴阳两虚的炙甘草汤心悸证。小建中汤中重用芍药、饴糖意在酸甘化阴、补血养心，而炙甘草汤则用生地黄、麦冬、麻子仁、阿胶等滋补之品直补阴精的同时重用炙甘草以温助心阳。故笔者认为两证病机存在相似与递进之处，炙甘草汤选药亦是在小建中汤的基础上舍酸甘化阴之法取直补阴血之法。

（王新　王诗源）

参考文献

[1] 周仲瑛编. 中医内科学 [M]. 北京: 人民卫生出版社, 2008: 246.

[2] 唐雅琴.《伤寒论》心悸证治探析 [J]. 辽宁中医学院学报, 2006（03）: 12-13.

[3] 付新伟.《金匮要略》辨治心悸方证探析 [J]. 中医研究, 2016, 29（05）: 6-8.

[4] 张晋升. 张仲景治疗心悸的方证辨治探析 [J]. 辽宁中医药大学学报, 2015, 17（12）: 112-114.

[5] 马云枝.《伤寒论》悸证证情机理俚析 [J]. 国医论坛, 1998（04）: 4-5.

[6] 徐田红, 徐淑江. 张仲景和法定悸规律初探 [J]. 中国医药学报, 2002（07）: 391-392.

[7] 李园园, 朱初麟, 王永霞, 等. 炙甘草汤在心律失常治疗方面的探讨 [J]. 辽宁中医杂志, 2010, 37（08）: 1494-1495.

[8] 金丽丽. 炙甘草汤加减治疗心悸的临床观察 [J]. 实用中西医结合临床, 2016, 16（01）: 49-50.

[9] 邹冲, 蒋卫民, 方祝元. 炙甘草汤治疗心悸的实验研究与临床应用 [J]. 光明中医, 2016, 31（13）: 1879-1882.

[10] 李武三. 加味炙甘草汤治疗心悸疗效与机理探讨 [J]. 甘肃中医, 2009, 22（11）: 35.

以病案案例观对《伤寒论》28条解读的思考

《伤寒论》28条："服桂枝汤，或下之，仍头项强痛、翕翕发热、无汗、心下满微痛、小便不利者，桂枝去桂加茯苓白术汤主之。"历代医家对此条争议颇多，尤其是关于去桂留芍之争。刘氏提出要将28条作为仲景误诊案来研究，经典并不是权威，也是会犯错的。笔者认为此观点存在其合理性，然笔者却不认可刘氏所说28条并不是太阳病变证。须知太阳病并非只有太阳中风证与太阳伤寒证，风寒暑湿燥火六淫之邪皆可中及太阳经表而致太阳病。如《伤寒论》第6条指出："太阳病，发热而渴，不恶寒者，为温病。"以及《金匮要略·痉湿暍病脉证治》第26条言："太阳中热者，暍是也。汗出恶寒，身热而渴，白虎加人参汤主之。"此为太阳病并非单纯指太阳中风或伤寒证的依据。将28条作为一则病例来解读，分析28条所述症状与方药来推测仲景的诊疗过程，在结合《金匮要略》湿病条文的基础上，笔者认为28条可能是太阳病中的太阳中湿证经汗法、下法误治后产生的变证，故用药上去桂枝留芍药并加茯苓、白术存在其合理性与必然性。现从以下多方面展开叙述。

一、病程推测与病因病机分析

由条文所言服桂枝汤或用下法后，症状仍在，可知患病伊始，病人的主症即为：头项强痛、翕翕发热、无汗、心下满微痛、小便不利。因此，此条反映了仲景在治疗过程中误把28条当作太阳中风证来治疗，故处以桂枝汤。但却疗效不佳，只能"观其脉证，知犯何逆，随证治之"。正如刘氏所说："张仲景在面对太阳病首先处以桂枝汤治疗时，并未料到会出现如24条的'反烦不解'以及如26条的'大烦渴不解'，面对这些变化时，他也只能再次辨证治之。"故服桂枝汤无效后，张仲景又采取了下法，但病人证候却是仍在。对于此处误治，历代医家多避而不谈。有医家以水气内结于膀胱，阳气郁而不得宣发为基础解释 28 条的病机。若有气水内结于膀胱，且阳气又不虚弱，那么仲景采用泻下逐水法应不能全然无效。《素问·阴阳应象大论》有言："其实者，散而泻之。"但用泻下之后，病人症状仍在，说明病机并不能用水气内结于膀胱来完美地阐释。此外，《金匮要略》有言："病痰饮者，当以温药和之。"水饮为阴邪，得温则行，得寒则凝，既成之后，最易伤阳，尽管有医家认为阳气未虚，而既病防变，桂枝并非非去不可。

经历过两次失治误治之后，张仲景处了一新方药，桂枝去桂加茯苓白术汤，并在方后注言明，"小便利则愈"，此句即是 28 条的关键之处，也是笔者认为 28 条是太阳中湿证变证的依据所在。《金匮要略·痉湿暍病脉证并治》14 条云："太阳病，关节疼痛而烦，脉沉而细者，此名湿痹。湿痹之候，小便不利，大便反快，但当利其小便。"结合此条机制，若将 28 条视作病人外感风湿之邪，则其病理变化当为风湿之邪侵犯肌表，郁遏卫阳，闭塞腠理，阻滞经络而气血运行不畅，故恶寒发热、肌表无汗、头痛项强，《素问》言："因于湿，首如裹。"病人头项强痛恰与《内经》所言相合；既有外感之候，同时，"心下满微痛""小便不利"共见表明气机通行不畅。结合"小便不利"，并依据"同气相求"的致病原理，可推测病人亦存在内湿。病家素有内湿，同气相求，易招致外湿，两湿相合，内阻于中，阳气不化，则小便不利；气机受阻，故心下满而微痛。至于使用汗法后症状仍在，张仲景亦有阐释：《金匮要略·痉湿暍病脉证并治》18 条云："风湿相搏，一身尽疼痛，法当汗出而解，值天阴雨不止，医云此可发汗，汗之不愈者，何也？盖发其汗，汗大出者，但风气去，湿气在，是故不愈也。若治风湿者，发其汗，但微微似欲汗出者，风湿俱去也。"若是想通过发汗之法除掉在表的风湿之邪，发汗力度需大且发汗速度要缓，发汗力度过小或速度过快则因湿邪重着黏滞，难以祛除。桂枝汤虽是辛温发汗之剂，但其发汗之力欠于强劲、发汗之效欠于持续，故经服桂枝汤后，在表的风邪经微微发汗已去，而却因发汗力度小、过程短且方中没有祛湿之药而湿邪却仍留存。湿邪仍阻于经络，故表证仍在，内湿未去，阳气亦不化。桂枝汤之汗法亦非祛湿之法，故对病人无效。

笔者大胆推测，经误诊两次之后，再结合病人"小便不利"一症，仲景即可知道自己在诊断上的错误，从而推断出病人并非简单的太阳中风证，亦非水饮内结于膀胱，病人本证则是内湿招致外湿的太阳中湿证，运脾燥湿，引湿邪从小便而去方是正治。故张仲景处以桂枝去桂加茯苓白术汤恰得其法，或加或减都有不言而喻的深义。笔者在下文对此展开论述。

二、言桂枝之必去

许多医家认为桂枝不当去，因本证本为误汗或误下损伤阳气，以致阳虚水停，而桂枝有温阳之效，故不可去。如成无己："头项强痛，翕翕发热，虽经汗下，为邪气仍在表也。心下满，微痛，小便不利者，则欲成结胸。今外证未罢，无汗，小便不利，则心下满，微痛，为停饮也。与桂枝汤以解外，加茯苓白术利小便行留饮。"认为本证为表证仍在而欲成结胸，留桂枝汤以解表，加茯苓、白术以驱饮。钱天来云："治之桂枝汤去桂加茯苓白术汤，未详其义，恐是后人传写之误，未可知也，即或用之，恐亦未能必效也。"认为本方非仲景原方，乃传抄之误。然则误汗，误下并不一定损伤阳气，并非只有21条"太阳病，下之后，脉促胸满者，桂枝去芍药汤主之"。所述误下之后导致阳虚，需用桂枝通阳。相反，误下可出现伤阴致热或引表热内陷等情形。如，34条："太阳病，桂枝证，医反下之，利遂不止，脉促者，表未解也。喘而汗出者，葛根黄芩黄连汤主之。"说明误下可致热利而非虚寒利。此外，76条："发汗吐下后，虚烦不得眠；若剧者，必反复颠倒，心中懊恼，栀子豉汤主之。"误汗、误下后亦可使无形之热聚于胸中。

《本草经解》云："心下脾之分也，湿热在脾则结痛。"反观病人"心下微痛"，恐已有伤阴之兆。误下可伤阴致热，与内湿相合，阻于心下，气机不通而痛，因阴伤不甚，故心下仅微痛。这一切均可辅证病人经汗下阳气未衰而恐有阴伤。桂枝不在养阴而在温阳，此为桂枝必去的原因之一。

《本草衍义》言："辛甘发散为阳。故汉张仲景桂枝汤，治伤寒表虚皆须此药，是专用辛甘之意也。"可见桂枝味辛温，主发散。而柯韵伯《伤寒来苏集》中言："此水结中焦，只可利而不可散"；尤在泾《伤寒贯珠集》："桂枝汤去桂加茯苓、白术，则不欲散邪于表，而但逐饮于里，饮去则不特满痛除，而表邪无附，亦自解矣。"均认为此证关键不在通阳散邪于表，而在利湿逐饮于里，此为必去辛温发散之桂枝原因之二。此外，依据前文所分析，之所以有表证，并非因卫阳虚衰，只是因为湿邪郁滞，阳气不通，经气不利，而在表的风邪已解，故桂枝不需再加。

前文已述，此条病理变化为内湿招致外湿先致太阳中湿证，经误汗后，在表风邪已去，而湿邪仍在，再经误下后，又存在一定程度的伤阴。叶天士《温热论》言："通阳不在温而在利小便"，旨在强调淡渗利湿法在祛湿中的重要性。即通阳"不在温"不能认为祛湿不用温性药物，因祛湿药物中不乏温性之品，如理气化湿、苦温燥湿、芳香透湿等品，只是此等药物与辛热温阳药物不同而已。桂枝属于辛温之品，已有阴伤，湿邪只宜淡渗去之。否则，阴伤致热，湿与热更难祛除。

三、言芍药之不可去

关于去芍药之异议，可以说是暴露了医家探析《伤寒论》时，没有结合其时代背景。如《医宗金鉴》："去桂当是去芍药。此方去桂，将何以治仍头项强痛，发热无汗之表乎？细玩服此汤，曰余依桂枝汤法煎服，其意自见。服桂枝汤已，温复令一时许，通身漐漐微似有汗，此服桂枝汤法也。若去桂枝则是芍药、甘草、茯苓、白术，并无辛甘走营卫之品，而曰余依桂枝汤法，无所谓也。且论中有脉促胸满，汗出恶寒之证，用桂枝去芍药加附子汤主之。去芍药者，为胸满也。此条证虽稍异，而其满则同，为去芍药可知矣。"认为：①本方煎服法均与桂枝汤同；②原文有胸满，与《伤寒论》第 21 条"太阳病，下之后，脉促胸满者，桂枝去芍药汤主之"相对应，故应为去芍药。

然而《伤寒论》成书于东汉时期，因此若想分析张仲景的用药意图，需结合当时最具代表性的本草专著《神农本草经》。《本经》言："芍药，味苦平无毒，主治邪气腹痛，除血痹，破坚积，寒热，疝瘕，止痛，利小便，益气。"可见，芍药具有利小便之效，此条既言，利小便则愈，芍药焉有去之之理？对于芍药利小便的机制，张锡纯先生在《医学衷中参西录》中说明："芍药味苦微酸，性凉多液，善滋阴养血，退热除烦，能收敛上焦浮越之热下行自小便泻出，为阴虚有热，小便不利者的要药。"表明芍药可滋阴清热利小便。李时珍也说："仲景治伤寒多用芍药，以其主寒热利小便故也。"亦说明了芍药可以清热下行，从小便出的功能。张景岳亦云："芍药，味微苦微甘略酸，性颇寒。气薄于味，敛降多而升散少，阴也。"这均可辅证笔者前文的观点，太阳中湿证经误下之后不仅未伤阳气，反而有较为轻微的阴伤，故芍药不可去之，以其既可滋阴又可导水湿自膀胱而去。

此外，芍药还可通络止痛以治疗"头项强痛"，因湿邪阻于肌表，阳气不通，营血瘀滞，芍药可"除血痹"以使营血舒畅，又可直接发挥"止痛"之效。如，《伤寒论》305 条："少阴病，身体痛，手足寒，骨节痛，脉沉者，附子汤主之。"附子汤方用芍药，亦说明仲景应用芍药，有逐水湿、止痛的作用。

四、言茯苓、白术之需加

中焦脾胃五行属土，湿邪亦为土之气，同气相求，外湿往往由内湿招致。病人外感风湿之邪而致外感表证，而小便不利却反映了湿阻于中，阳气不化。所谓"治湿不利小便非其治也"，故仲景在28条治疗上，特地加了白术、茯苓两味药。

《神农本草经》言白术："味甘温，无毒，治风寒湿痹、死肌、痉疸，止汗、除热、消食。"可见，白术所治之症与脾土失运及风湿之邪密切相关。即叶天士《本草经解》中对白术主治之症的认识："风寒湿三者合成痹，痹者，拘挛而麻木也。盖地之湿气，感则害人皮肉筋骨也。死肌者，湿邪侵肌肉也；痉者，湿流关节而筋劲急也；疸者，湿乘脾土，肌肉发黄也，皆脾胃湿症，术性燥味甘，所以主之。"病由内湿所起，白术可运脾祛湿，脾气健，则湿气去，阳气通，小便利。

此外，白术亦有利小便之效。《本草蒙筌》："除湿益燥，缓脾生津。驱胃脘食积痰涎，消脐腹水肿胀满。"谓其"缓脾生津"之"生津"，《内经》言："膀胱者，州都之官，津液藏焉，气化则能出矣。"提示其利小便之用。今用白术以燥脾湿，利小便，则气得周流，而津液亦随气化而生矣。《日华子本草》亦云："治一切风疾，五劳七伤，冷气腹胀，补腰膝，消痰，治水气，利小便……除烦，长肌。"

东汉时，并无苍术、白术之分，现多认为苍术味偏辛，主要通过运化脾气以祛湿，且善走窜，可祛在肌表之湿，而白术味偏甘，主要通过健补脾气以祛湿。前文所述，28条是太阳中湿证，然虽经误治，但肌表之湿气仍存，虽内湿去则外湿自除，但笔者认为，在治疗时亦不可忽视，故此条之术当为苍术更为适宜。

茯苓，《神农本草经》言："味甘，平。主胸胁逆气，忧恚，惊邪，恐悸，心下结痛，寒热烦满，咳逆，口焦舌干，利小便。久服安魂养神，不饥，延年。"茯苓，味甘，亦主入脾土可培脾土，祛湿邪。《神农本草经百种录》谓之："皆脾虚不能化水，痰饮留结诸经之疾。""极轻淡，属土，土胜水能疏之涤之，令从膀胱以出，病渐去而不觉也。"茯苓又主"心下结痛"，恰针对28条"心下满微痛"一症起到治疗作用。此外，仲景利小便常用茯苓。如五苓散、真武汤、猪苓汤，因其性味甘淡，可渗湿利水。《本草纲目》又记载："茯苓气味淡而渗，其性上行，开腠理，滋水源而下降，利小便……"既可开腠理，助外湿祛除，又可引湿邪下行，恰合28条病机。

此外，如前文所述，白术崇土燥湿，茯苓渗湿和脾，皆为入中州之气、秉中土之性的药物，二者不若桂枝辛散峻速，药效持续时间长，可与重浊黏腻之湿邪长时间抗衡，以免除桂枝汤治风湿"风去而湿存"之弊端。

茯苓、白术之甘，益脾逐湿。结合前文述芍药利小便，此三味药合用具有较好祛水湿之邪的作用，仲景所以加茯苓、白术而去桂枝的深意可由此窥知一二。

由《伤寒杂病论》原文即可推知太阳病并非只有太阳中风证与太阳伤寒证。结合28条原文，在病案案例观的指导下，笔者推演了仲景诊疗经过，认为28条当为太阳中湿证变证。28条病因病机为素体本有内湿，招致外湿中及太阳，先用汗法不当，使得在表的风邪得散而湿邪难以速去，后又误用下法使得在表之外湿进一步与内湿相合，湿阻于中，雍遏阳气。其治疗目的为利小便以使里湿去、阳气通，外证自除。故在用药上，因非阳气不足，去桂枝汤中辛温之桂枝，且误下伤阴，芍药不可去之，再加入可利小便、运脾湿之茯苓、白术，体现了"通阳不在温而在利小便"之意。历代医家的论述在很多方面难以自圆其说。不拘泥于《伤寒论》注本，本于原文，本于仲景用药习惯与药物性味功效，如此，《伤寒论》才可有创新与发展。笔者认为临床上，桂枝去桂加茯苓白术汤，当适用于脾湿长久未化而胃津略有损伤的病证。

（王新　王诗源）

参考文献

［1］刘鹏．医义溯源：中医典籍与文化新探［M］．北京：中国医药科技出版社，2017：26．

［2］成无己．注解伤寒论［M］．北京：中国医药科技出版社，2016：88．

［3］刘世恩编著．张仲景全书［M］．北京：中医古籍出版社，2007：771．

［4］叶天士．本草经解［M］．北京：学苑出版社，2011：55．

［5］寇宗奭．本草衍义［M］．北京：中国医药科技出版，2011：52．

［6］柯韵伯．伤寒来苏集［M］．北京：中国医药科技出版社，2016：42．

［7］尤在泾．伤寒贯珠集［M］．北京：中国医药科技出版社，2016：23．

［8］王玉生编著．中医名言启示录［M］．北京：人民军医出版社，2012：84-85．

［9］谷晓红，冯全生编．温病学［M］．北京：人民卫生出版社，2016：184．

［10］吴谦等．医宗金鉴［M］．北京：人民卫生出版社，1988：74．

［11］孙星衍．孙冯翼辑．神农本草经［M］．太原：山西科学技术出版社，2017：158．

［12］张锡纯．医学衷中参西录（上、下）［M］．石家庄：河北科学技术出版社，2017：376．

［13］马子密，傅延龄主编．历代本草药性汇解［M］．北京：中国医药科技出版社，2002：219-220．

［14］姚球撰．本草经解要［M］．北京：中国中医药出版社，2016：6．

［15］陈嘉谟著．本草蒙筌［M］．北京：中国中医药出版社，2013：7．

［16］张丰强等著．现代中药临床手册［M］．上海：上海科学普及出版社，1996：233．

［17］徐大椿．神农本草经百种录［M］．北京：中国医药科技出版社，2017：33．

基于"常变观"谈《伤寒论》表里同病之辨治

常与变，本属哲学概念。在中国古代哲学史上，常与变主要反映宇宙万物的常住性和变动性，也用以说明事物运动变化过程中的必然性和偶然性，有时还指驾驭事物变化和掌握社会改革的原则性和灵活。我们学习《伤寒论》需要有常变观，仲景所述之治疗常理应把握好，但疾病之变则需要结合其具体情况而灵活选择治法。如《伤寒论》中，表里同病一般以先解表后治里为治疗原则，以防表邪内陷加重里病或生变证。此为表里同病治法之"常"。但91条又提出"伤寒医下之，续得下利清谷不止，身疼痛者，急当救里，后身疼痛，清便自调者，急当救表。救里宜四逆汤，救表宜桂枝汤"的治疗原则。《金匮要略》第一篇中第10条所体现的精神亦与此条相呼应。提示我们表证与里证同在时也应权衡轻重缓急而采取不同的治法。此即为表里同病治法之"变"。此外，《伤寒论》中许多条文亦表明：表里同病时，不仅可先救里或先解表，表里同治等方法亦多见。可见，表里同病，即表证与里证同在时，张仲景采取的治法并不单一。因此笔者以"常变观"为指导思想，尝试将《伤寒论》中表证与里证同在的部分条文与相应治疗方法进行分类梳理，以期探索张仲景针对表里证同在时选择治疗方法的尺度与原则。

一、表里同治

（1）表里同治多应用于外内合邪发病时。"外内合邪"是中医学重要的发病观。为本有内因，又复感外邪，常致表里同病。如，39条："伤寒表不解，心下有水气，干呕发热而咳，或渴，或利，或噎，或小便不利，少腹满，或喘者，小青龙汤主之。"即是因为本有水饮聚于心下，而又复感风寒，内外合邪，故仲景一方面用桂枝、麻黄解表散邪；一方面用细辛、五味子调理肺气，恢复肺主行水的功能，同时又用半夏、生姜辛散水饮。再如18条："喘家作，桂枝汤加厚朴杏子佳。"素有喘疾之人，本有肺气不利，复感风寒之邪，肺外合皮毛，内外相引，则亦引起肺气上逆，故治疗上采取表里同治，一方面用桂枝汤解肌祛风，另一方面用厚朴、杏仁下气平喘。丹波元坚亦云："凡人察气各有盛衰，宿病各有寒热，因伤寒蒸起宿疾，更不在感异气而变者。假令素有寒者，多变阳虚阴盛之疾，或变阴毒也；素有热者，多变阳盛阴虚之疾，或变阳毒也。"体现了仲景内外合邪的发病观。

（2）若外感寒邪郁闭过重，常入里化热，形成寒热错杂的表里同病之证。代表为第38条的大青龙汤。此外，还有第27条的桂枝二越婢一汤，微汗解表，兼清郁热，不过此型郁热较大青龙汤证轻，可为之对比。

（3）失治误治、表邪内陷的疾病。如，因误下导致的43条与34条变证。43条："太阳病，下之微喘者，表未解故也，桂枝加厚朴杏子汤主之。"此条虽与前文18条成因不同，病机却一致，故治法相同。34条："太阳病，桂枝证，医反下之，利遂不止，脉促者，表未解也；喘而汗出者，葛根芩连汤主之。"因太阳病误下，表热内陷大肠而下利，但表证未去。故治疗上以葛根芩连汤解表清热，燥湿止利，四药配合，外散内清，为表里双解之剂。

（4）失治误治、正气损伤。如21条与22条："太阳病，下之后，脉促胸满者，桂枝去芍药汤主之。""若微寒者，桂枝去芍药加附子汤主之。"太阳病误下损伤阳气，若较轻，仅去芍药使之温通不碍阳，若阳气损伤较重，此时，则需要用附子温阳扶正，以助桂枝汤解肌祛风，是为表里双治之意，亦体现了仲景治病更重视人体正气的学术思想。

由此发现，表里同治适用的情况虽多，但其共有特点为表证、里证程度相似，病机重点无明显偏倚，且用药无冲突。

二、和解表里

和解表里主要用于治疗少阳证、邪气居于半表半里之位。病人证候虽称为半表半里证，但实则是因邪在半表半里之间，影响表里气机，故少阳证多既有表证又有里证，且表证与里证的程度随邪气与正气斗争的变化而变化。如，黄元御言："以少阳之经，居表阳里阴之中，表阳内郁，则热来而寒往，里阴外乘，则热往而寒来。"即96条所述"往来寒热，胸胁苦满，默默不欲饮食，心烦喜呕"四大主证。治宜小柴胡汤。刘渡舟言："邪在半表半里，发汗能解太阳之表而不能解少阳之邪，下法、清法能解阳明之邪但不能解决少阳之邪，因此以小柴胡汤用作和解之法，使少阳气机通达，半表半里之气和畅。"和解之法主要体现在柴胡、黄芩这一药对。柴胡疏少阳经中之热，兼利少阳之气机；黄芩主清胆腑之热。二者经腑同治，使少阳之气舒达通畅，枢机得利，则半表半里之邪气得以祛除。黄元御言："少阳顺降，则下温而上清，少阳逆升，则下寒而上热。热胜则传阳明，寒胜则传太阳。"可从少阳病兼证，104条柴胡加芒硝汤证与147条柴胡桂枝干姜汤证来探知，一者为少阳证兼阳明热结，一者为少阳证兼脾阳虚弱、痰饮不化。故二者治疗上先以和解表里为主，后兼以清泻阳明之热或温补中焦之阳。但也表明无论是少阳证或少阳病兼证，即只要有邪气存于半表半里之间，和解表里之法则适用。

三、先解表后治里

此治法为《伤寒论》中治病求本的体现。即90条提出的精神："本发汗而复下之，此为逆也。若先发汗，治不为逆。本先下之，而反汗之，为逆；若先下之，治不为逆。"先病为本，后病为标，当先分清先病后病，再定先汗后下或先下后汗。代表为106条："太阳病不解，热结膀胱，其人如狂，血自下，下者愈。其外不解者，尚未可攻，当先解其外。外解已，但少腹急结者，乃可攻之，宜桃核承气汤。"太阳表证先病为本，因表热内陷加之素体下焦血行不畅，故热与血结于膀胱后病为标。依据90条先解表后攻里的原则，表证不解，不可攻之，表解之后，乃可攻瘀。然则前文表邪内陷引起里证，亦可采取表里同治之法。细究二者区别，先解表后攻里强调汗法与下法的应用，而表里同治用药上并无沉重下行之药。《内经》言："其下之，引而竭之……其在皮者，汗而发之"，旨在强调治病需因势利导。因此下法与汗法在治疗上截然相反，故治疗上需辨别先后。若里证不甚严重，表证未除，防止下法引表邪内陷，先解表后攻里存在其必然性。44条就揭示了此机制："太阳病，外证未解，不可下也，下之为逆。欲解外者，宜桂枝汤。"此外，还有164条："伤寒大下后，复发汗，心下痞、恶寒者，表未解也。不可攻痞，当先解表，表解乃可攻痞；解表宜桂枝汤，攻痞宜大黄黄连泻心汤。"

四、先治里后解表

前文言，《伤寒论》91条提出表里同病以先解表后治里为治疗原则，不然，则致表邪内陷导致里病加重或生变证。此为治病求本之意。而91条又提出"伤寒医下之，续得下利清谷不止，身疼痛者，急当救里，后身疼痛，清便自调者，急当救表。救里宜四逆汤，救表宜桂枝汤"的治疗精神，则与《内经》所言"急则治其标，缓则治其本"相呼应。如本条言"下利清谷不止"，说明脾肾阳气极衰，里病危重，但当急则治标，以四逆汤回阳救逆。若里阳恢复，而表证仍在，此时可以桂枝汤解表。再如92条："病发热头痛，脉反沉，若不瘥，身体疼痛，当救其里，宜四逆汤。"病人证候上表现为太阳表证，而脉为沉脉，此为脉证不符，提示病人少阴里阳虚衰，当舍症从脉、急治其标，用四逆汤温其阳。柯韵伯在《伤寒来苏集》所言："邪之所凑，其气必虚。故脉有余而证不足，则从证。证有余而脉不足，则从脉。有余可假，而不足为真，此仲景心法。"又进一步阐释了脉不足时当从脉。124条则与106条相对应："太阳病六七日，表证仍在，脉微而沉，反不结胸，其人发狂者，以热在下焦，少腹当硬满，小便自利者，下血乃愈。所以然者，以太阳随经，瘀热在里故也。抵当汤主之。"从"发狂""脉微而沉""少腹硬满"来看，病人为瘀热深结下焦的蓄血重症，此时已不能先解表，当急攻瘀血。如成无己所注："太阳，经也。膀胱，府也。此太阳随经入府者也。六七日邪气传里之时，脉微而沉，邪气在里之脉也。表证仍在者，则邪气犹浅，当结于胸中；若不结于胸中，其人发狂者，热结在膀胱也。经曰：热结膀胱，其人如狂。此发狂则热又深也。少腹硬满，小便不利者，为无血也；小便自利者，血证谛也，与抵当汤以下蓄血。"

五、表解里自和

对于表里同病因表邪致里气不和而出现里证的病机，只需解表驱邪则里气自和。如32条葛根汤证："太阳与阳明合病者，必自下利，葛根汤主之。"此条病机为太阳表邪郁闭过重，太阳寒水之气内逼阳明而致轻度水泄。所谓"太阳阳明合病"，是邪入阳明，导致肠胃传导失司所致。虽为表里同病，然则风寒外束于表为先因；邪气内趋阳明为后病。故病机重点在于解在表的太阳之邪，用葛根汤发汗解表、生津止利，也就是"开太阳以合阳明之法"。后世医家，对下利初起所创立的"逆流挽舟"法，实则由本条而来。33条与此类似。同样的通过解表治疗里气不和的还有36条麻黄汤证："太阳与阳明合病，喘而胸满者，不可下，宜麻黄汤。"此条亦为"太阳阳明合病"，但是症状上以"喘而胸满"为要点，并无"腹满"之症，说明阳明之气虽不和，但并非因里热成实，实则因太阳表病影响之致。病之重点在太阳，治当用麻黄汤发汗解表、宣肺平喘。如成无己所注：阳受气于胸中，喘而胸满者，阳气不宣发，塞而逆也。心下满、腹满，皆为实，当下之。此以为胸满，非里实，故不可下虽有阳明，然与太阳合病，为属表，是与麻黄汤发汗。

六、治里表自解

与治表里自解相对应的为治里表自解之法。此两种情况的选择应用主要存在于合病中。不论两阳合病或是三阳合病，仲景主要分析合病以哪一经的症状为主，此经即是病机重点，治疗上亦围绕此行先治之法。如《内经》所言："从内之外者，调其内；从外之内者，治其外。"如前文 32 条、33 条、36 条以太阳表病为主，治疗上侧重解表，里证自除。而 172 条："太阳与少阳合病，自下利者，与黄芩汤；若呕者，黄芩加半夏生姜汤主之。"此条以"下利"之急突出病机之重点在少，故用黄芩汤解少阳里热。此外还有 219 条："三阳合病，腹满、身重，难以转侧，口不仁、面垢、谵语、遗尿。发汗，则谵语；下之，则额上生汗、手足逆冷；若自汗出者，白虎汤主之。"症状上一派热壅阳明之象。可见此三阳合病的重点在于阳明里热炽盛充斥内外，涉及太阳与少阳，故处以白虎汤以解阳明里热。

通过分析《伤寒论》原文，将张仲景针对表里同病的治法可分为表里同治、和解表里、先解表后治里、先治里后解表、治表里自和、治里表自解六大种情况。从"常变观"的角度，我们可认为表里同治、和解表里、先解表后治里此三种为"常法"。其中和解表里较为特殊，主要适用于少阳病枢机不利的疾病，此以病位为判断依据。表里同治则是以《内经》中"间者并行、甚者独行"为原则，通过分析疾病的轻重缓急来选择治法。针对病情的"间""甚"，采取"并行"或"独行"。若表里病情程度相似则可选表里同治这一"常法"。若病机重点偏向于表或偏向于里，则选治表里自和、治里表自解此两种"变法"。而先解表后治里与先治里后解表则是依据《内经》中"急则治其标、缓则治其本"为原则"常法"与"变法"，治病求本，若里证未达十分严重的程度，治当选先解表后治里这一"常法"，防止逆病势以致表邪内陷，若里证严重之至，此时"急则治标"，选用先治里后解表这一"变法"。由此，仲景表里同病治法可窥见一斑，也可看出仲景治疗方法的选择多秉承于《黄帝内经》。故临床治病时需以《内经》理论为支撑，以张仲景判断症状的思路与所用方药为工具。

（王新　王诗源）

参考文献

［1］邢玉瑞.《黄帝内经》理论与方法论［M］. 西安：陕西科学技术出版社，2004：67-68.

［2］日·丹波元坚. 伤寒广要［M］. 北京：学苑出版社，2009：11.

［3］姜建国主编. 伤寒论［M］. 北京：中国中医药科技出版社，2004：62-109.

［4］刘渡舟. 刘渡舟《伤寒论》讲稿［M］. 北京：人民卫生出版社，2008：91.

［5］张国骏主编. 成无己医学全书［M］. 北京：中国中医药出版社，2004：88.

［6］姜建国主编. 伤寒论［M］. 北京：中国中医药出版社，2004：62-109.

［7］刘鹏. 医义溯源：中医典籍与文化新探［M］. 北京：中国医药科技出版社，2017：47.

《金匮》脏腑"逆证"探究

　　"逆"的含义多样，有作"迎从"之意，如《素问·上古天真论》中"辨列星辰，逆从阴阳"之类。常见的解释多作"不顺，违反"之意，如在《素问·四季调神大论》中："逆之则伤肝，夏为寒变，奉长者少。"这两种主要解释为后来张仲景撰写《伤寒杂病论》产生了重要影响。

　　《金匮要略》所述之逆证主要包括两种：其一，逆证与顺证相对，指疾病发展过程中违反疾病发展的正常期望，因特殊缘由恶化，抑或是因失治误治导致病情加重；其二，逆证指脏腑气血阴阳功能失调，气机升降失常，产生的各种以上逆为主要表现的证型。

　　疾病发展过程中的恶化现象概分有两种，其一是失治误治之情，其二是病情恶化之意。前者如《金匮要略·百合狐惑阴阳毒病脉证》中论及百合病"见阳攻阴，复发其汗，此为逆；见阴攻阳，乃复下之，此亦为逆"。此处即误治之意；至于后者，《金匮要略》中的"桂枝去芍药加龙骨牡蛎救逆汤"中的"救逆"，即防止病情恶化。

　　"气血以并，阴阳相倾，气乱于卫，血逆于经"，气能行血，气逆则血乱；从脏腑阴阳来论，"阴不胜其阳，则脉流薄疾，并乃狂；阳不胜其阴，则五脏气争，九窍不通"，阴阳互根互用，无论哪一脏腑的阴阳失衡，都会引起脏腑气机失调，功能紊乱，即所谓阴阳偏盛、偏衰，此属脏腑阴阳之逆。结合各脏腑的生理特点来说，常见的气机上逆发生于肺、胃、肝、肾，亦可见于心。

一、肺逆（肺气上逆之喘咳）

　　肺逆主要表现为肺气上逆之咳喘。后天之气由鼻通喉入肺，肺气宣降，方有一身气机流转。若邪气犯肺，肺宣降失和，肺气上逆，则致咳喘。如《严氏济生方·喘论治》："脏气不和，荣卫失其常度，不能随阴阳出入以成息，促迫于肺，不得宣通而为喘也。"

在《金匮要略·肺痿肺痈咳嗽上气病脉证病治》中描述虚热肺痿时有"大逆上气，咽喉不利，止逆下气者，麦门冬汤主之"的论述，此处"上气"因津液耗伤，致使肺胃阴虚，虚火上炎，肺气当降不降，上逆则喘咳。"大逆"在《金匮要略论注》《金匮悬解》等均作"火逆"，虚火上炎，肺胃津液被伤。止逆下气是虚热肺痿的治疗法则，方用麦门冬汤。麦门冬汤方：麦门冬七升，半夏一升，人参三两，甘草二两，粳米三合，大枣十二枚。其中麦门冬养肺胃之阴，清虚热，其病本有虚火，却加了性味偏于温燥的半夏，麦门冬的用量是半夏的七倍，用麦门冬来制约半夏的温燥之性，去性存用，去其温燥之性，取其化痰、降逆之用以达到"止逆下气"的作用。

同时，条文中还有皂荚丸方治疗痰浊壅肺之咳喘的记载，两种疾病虽在病因病机上不同，然最终影响的还是肺的宣降功能，而导致咳逆，所以在选方用药上的目标都是恢复肺的正常宣降。

二、胃逆（胃气上逆之呕哕）

《四圣心源》中提到"中气不运，胃气上逆，则见恶心呕吐之证"，呕吐的病位主要在脾胃，脾胃阴阳的失衡，健运受纳的失常，是造成呕吐病症的一大主因。以胃反为例，第5条论述了胃反的病机与脉证："趺阳脉浮而涩，浮则为虚，涩则伤脾，脾伤则不磨，朝食暮吐，暮食朝吐，宿谷不化，名曰胃反。脉紧而涩，其病难治。"浮则胃阳虚浮，胃气不降，涩则脾阴受损，脾失健运因此水谷不得化。温补胃阳恐伤脾阴，滋补脾阴又恐伤及胃阳，故曰"难治"。第16条"胃反呕吐者，大半夏汤主之"提出胃反的主治方大半夏汤，方中重用半夏降逆，用人参、白蜜补益脾胃、补虚润燥，也可解半夏毒。在西医学中的幽门梗阻、神经性呕吐、贲门弛缓症若契合胃阳衰微、脾阴不足的病机可以用大半夏汤加减来治疗，然贲门癌、食道癌等也可出现呕吐要注意排查和鉴别。

《素问·宣明五气篇》中"胃为气逆，为哕"提示"哕"的病位在胃，病机为胃气上逆。第22条"干呕，哕，若手足厥者，橘皮汤主之"论述胃寒气逆，胃失和降而致呕哕。方用橘皮汤通阳降逆，散寒止哕。第23条"哕逆者，橘皮竹茹汤主之"提出胃有虚热致哕，用橘皮竹茹汤，补虚清热，和胃降逆。另外还可配合旋覆代赭汤、小半夏汤等止呕的方剂。

总体来说在治疗胃气上逆所致的呕哕病时，要注意适应脾胃的生理病理特性，以和胃降逆为主，药物呕吐多用降逆止呕的半夏，哕多用健脾和胃的橘皮。

三、肝逆（肝气上逆之肝气奔豚）

肺气有宣降，不降而宣者为逆；胃气主降，不降反升者为逆。然而肝却大有不同：肝主升发，主少阳春生之气，没有下行之性；肝主疏泄，调节一身之气机，疏泄不及则气滞，疏泄太过则气逆；肝体阴而用阳，但肝阴易夺，肝阳易亢，缺乏肝阴的约束时，肝气极易上冲为逆。

在调畅气机方面，由于肝疏泄功能有两个极端（不及、太过），故肝的疾病多分为两种：疏泄不及的肝郁气滞，疏泄太过则肝气上逆。论及肝郁气滞的情况较多，如肝着、癥瘕、积聚之类，但论述肝气上逆的条文较少，如肝逆奔豚。《金匮要略·奔豚气病脉证治》有"奔豚气上冲胸，腹痛，往来寒热，奔豚汤主之。奔豚汤方：甘草、川芎、当归各二两，半夏四两，黄芩二两，生葛五两，芍药二两，生姜四两，甘李根白皮一升"的记载。此条论述肝郁气逆之奔豚的证治，而前文有提到奔豚病的病因：皆从"惊发""惊恐"得之，提示病由惊恐恼怒等情志因素诱发，气郁之久则化火，引动冲气上逆则发奔豚。腹痛则是由于肝气横逆犯胃，肝郁气滞，不通则痛。往来寒热不一定是可见之症，而是提示我们病在少阳肝胆。方用奔豚汤以养血平肝、和胃降逆，方中主药李根白皮，《别录》中记载其大寒，主消渴、止心烦逆、奔豚气，当归、川芎、芍药调和肝血，生姜和半夏平冲降逆，黄芩清解郁热。方药可见，此方多为滋肝阴、折肝阳之属，以合"体阴用阳"的生理特性。

四、肾逆（肾气上逆之奔豚）

中医的五脏是一个整体观，肝心脾肺肾之间，生克制化，互相影响。在其中，心与肾有着特殊的联系。《格致余论》中提出："心为火居上，肾为水居下，水能升而火能降，一升一降，无有穷已，故生意存焉。"心火下沉于肾，使肾水不寒；肾水上呈于心，使心火不亢，心火、肾水之间气机交融、阴阳互用，处于一种动态平衡。若心火偏衰抑或肾水寒盛，则有肾水上冲心火之势，即肾气上逆。

《金匮要略·奔豚气病脉证治》中3、4条依然提到奔豚气的证治，然病位却不在肝，而在于肾。第3条："发汗后，烧针令人汗，针处被寒，核起而赤者，必发奔豚，气从少腹上冲心者，灸其核上各一壮，与桂枝加桂汤主之。"证由过汗损及心阳所致，阳虚寒盛，故处以桂枝加桂汤，桂枝量达五两，温补心阳，伍以甘草，辛甘化阳，心阳盛则以拒下焦肾水；芍药止痛、柔肝、平肝气，与桂枝相伍，缓其辛烈，强其持久；生姜、大枣和合中气，调斡旋之枢纽，亦有培土治水之意。诸药合用，以降上冲之气。

在苓桂甘枣汤条文中，下焦素有水饮内停，气化不利，复有损及心阳，寒水欲动之"欲作奔豚"，此证阳虚阴盛兼有，故当处以补心阳、利水气之法，主药乃是苓、桂，通心阳，化水气，分别对应上下二焦。而《四圣心源》曰："阴盛则足少阴司气于下而丁火遂为寒灰，以丁火虽司气化，而制胜之权，终在癸水，所恃者，生土以镇之。""生土"即为中州，此谓心火被肾水所侮时，气化失司，当补益中州以镇下焦水气，故处以甘草、大枣，培土制水，以挡冲气之患。

上述两条，前者以温补心阳，恢复心肾之间的生理平衡为要；后者上中下三焦分别施为，温阳补中、化气利水皆行。殊途同归，皆以降肾气之逆。

五、心逆（阳微阴弦之胸痹）

《金匮要略·胸痹心痛短气病脉证》："夫脉当取太过不及，阳微阴弦……今阳虚知在上焦，所以胸痹心痛者，以其阴弦故也。"仲景将胸痹病机概括为"阳微阴弦"。所谓"阳微"，即上焦阳虚；"阴弦"则指痰、瘀、寒、水等浊邪势盛。合而言之，则如《类证治裁·胸痹》所述："胸痹，胸中阳微不运，久则阴乘阳位，而为痹结也。"病机有阳微、阴弦之证，则治法之要则在于温通心阳，荡涤阴邪。

"胸痹之病，喘息咳唾，胸背痛，短气，寸口脉沉而迟，关上小紧数，栝楼薤白白酒汤主之。""胸痹不得卧，心痛彻背者，栝楼薤白半夏汤主之。"前者为胸痹典型症状，后者则是痰浊壅盛之证。《金匮要略心典》曰："胸痹不得卧，是肺气上而不下也；心痛彻背，是心气塞而不和也。其痹为尤甚矣。所以然者，有痰饮以为援也。"二者均有痰浊痹阻，故皆用栝楼荡涤痰浊；薤白、白酒通阳开结，以复心之功能。后者痰浊壅盛，迫肺气机"上而不下"，故加一味半夏祛痰降气，痰浊去则痹去痛自平。此外，文中"短气"之证，后文亦有"胸中气塞"之述，心阳痹阻，累及肺之气机不畅，却无痛处，故为胸痹轻证，处之以茯苓杏仁甘草汤或橘枳姜汤，其中茯苓渗湿下利，杏仁辛温开阴痹，味苦降气，正合肺性，枳实"泻痰，滑窍下气"（《本草衍义补遗》）。

前文已述，治法之要在于温通心阳、荡涤阴邪，二者或兼有之，或虑及病达他脏，择一而重。处之以瓜蒌、薤白、桂枝，则重在通阳散寒气，扶阳微，制上乘之寒气，以治其本；增之以枳实、厚朴等，意在降气除满，以制其标；兼有生姜、半夏之类，制之痰饮作祟，或肺、胃气机上逆。

"以六经辨伤寒，以脏腑论杂病"是仲景撰写《伤寒杂病论》的特色。条文之中，较多体现脏腑气机上逆的有肺、胃、肝、肾、心等。肺气上逆而作喘咳，如若喘作水鸡鸣状，处之以射干麻黄汤之类；如若兼有痰饮水肿，处之以小青龙汤之类。胃气上逆而作呕哕，如若发为呕吐，处之以吴茱萸汤、小半夏汤之类；如若发为哕逆，处之以橘皮汤之类。肝气上逆而作肝气奔豚，处之以奔豚汤之类；肾气上逆而作肾气奔豚，如若损及心阳，处之以桂枝加桂汤之类；如若伴有寒饮，处之以苓桂甘枣汤之类。上逆之脏腑不同，处之以方药各有不同。

值得注意的是，虽然上述方药各有不同，但仲景给出的针对气逆之证的方药基本包含三味药：半夏、桂枝、生姜。

六、半夏

《金匮要略》中涉及半夏的条文有 27 条，在一些经典名方如小半夏汤、小青龙汤、射干麻黄汤、半夏泻心汤中，半夏都发挥了重要的作用。《神农本草经》载："主伤寒，寒热，心下坚，下气，喉咽肿痛，头眩胸胀，咳逆肠鸣，止汗。"肯定了半夏在肺系病证与脾胃系病证中的降逆作用。近代王新提出"味辛可开胃气、行津液；性沉降而色白，可降逆气；气温可散寒饮；形圆可散结消痞；质燥可燥湿化痰"的结论，较为精炼地总结了半夏特点与功用。

论及半夏"下气"之用，《本草经集注》谓之"主治咳逆，咳嗽上气，时气呕逆"，《雷公炮制药性解》谓之"下气止呕吐"，《长沙药解》谓之"下冲逆而除咳嗽"，因入肺、脾、胃三经，故针对肺气上逆之咳喘证与胃气上逆之呕哕证都有良好疗效。

就半夏降肺逆而言，仲景还有一组药对：生姜或干姜、细辛、五味子，此药对效果应比单味半夏降逆更有效。就组方而言，仲景也喜欢将二者搭配，以获取更好的降逆效果。东垣曰："太阴头痛，必有痰也；半夏辛平消痰，所以主之。咽喉太阴经行之地，火结则肿痛，其主之者，辛能散结，平可下气，气下则火降也"，说明半夏所降之肺逆，必有痰作祟。换个角度说，与其说半夏可直接降肺逆，不如说半夏是通过燥湿化痰的手段，来消除引起肺气上逆的痰浊因素，以此下气。

除降肺逆、止胃逆之外，半夏还在奔豚汤中出现，说明半夏对肝气上逆也有一定作用。

七、桂枝

桂枝是仲景常用药之一，在经方药物体系中占有重要地位。《金匮要略》（前22篇）载方205首，涉及桂枝的有39首。

桂枝，《神农本草经》称其"主上气咳逆，结气，喉痹"，《重订本草征要》言其"助阳散寒，温经通脉，达营卫，和表里，无汗能发，有汗能止，理心腹之痛，搜关节之痹"，并补充桂枝有通经脉、止奔豚的效用。

至于降逆一用，《伤寒论》《金匮要略》中都有论述。《伤寒论》第15条"太阳病，下之后，其气上冲者，可与桂枝汤"。太阳病本应发表，然而误治采用下法，虽然下之，但邪气未内陷入里，此气上冲乃是正气虽挫，但抗邪之力犹存。故处之以桂枝汤，和营卫，助中气，通腠理，以助正气抗邪。故桂枝与其说是降逆，不如说是通气，以通为降，虽未直接降气，但以通气间接达到降气的目的。

此外，桂枝的降逆作用的具体体现还有桂枝加桂汤与苓桂甘枣汤。在桂枝加桂汤证条文中，因误汗损及心阳，心阳无力温肾水，肾水之寒气上冲，故增桂枝至五两，意在补受损之心阳而泄上冲之寒气，方有执谓"桂枝走阴而代肾邪，故用之以泄奔豚之气"颇合方后注"今加桂满五两，所以加桂者，以能泄奔豚也"；

而苓桂甘枣汤证条文，则是下焦水饮作祟，脐部悸动，虽欲上冲但未攻及阳位，当遵"水郁折之"，故处以桂枝二两通阳化气利水。用量不同，有散寒、利水之别，正如陈修园所云："上能保少阴之火脏，下能温少阴之水脏，一物而两扼其要也。"

以此观之，桂枝的降逆作用其实也体现在间接作用上，以量作差别，量大如五两者，温补心阳平肾水之气；量小如二三两者，通阳化气利水，化其痰饮，以平水气。

八、生姜

生姜，《神农本草经》载其"主胸满咳逆上气"，《雷公炮制药性解》言其"去秽恶，散风寒，止呕吐，除泄泻，散郁结，畅脾胃，疗痰嗽，制半夏，和百药"，在咳嗽、奔豚气、呕哕等病症的治疗上均有应用。

生姜被称为"呕家圣药"其止呕力之强可见一斑。生姜辛散温通，可以温胃散寒、和胃降逆，尤宜于胃寒呕吐，《长沙药解》载其"入肺胃而驱浊，走肝脾而行滞，荡胸中之瘀满，排胃里之壅遏"，在治疗呕吐时常常与半夏配合应用，一者取生姜可以制半夏毒，同时生姜的辛温之性又可增加半夏降逆止呕之功，配合橘皮又可疗哕证。相较于半夏在治疗胃逆中的"降"，生姜则偏重于"和"。

除了在胃气上逆之呕哕证的治疗上，生姜在肺气上逆之咳喘上也有应用，陶弘景的《本草经集注》载其"主治胸满，咳逆上气"在治疗咳喘中生姜多取其化痰饮的功用，《金匮要略》中在治疗饮热迫肺的越婢加半夏汤中，生姜可散饮降逆；而治疗寒饮伏肺的射干麻黄汤，取其温散寒饮之用，与细辛、五味子形成一个重要的药对。

《医原》云："阴阳之理，升降而已。"可见气机的正常运转是维系生命活动的基础。《伤寒论》与《金匮要略》丰富了脏腑逆证的论述，分为肺气上逆、胃气上逆、肝气上逆、肾气上逆、心阳郁闭等证。仲景根据发生逆证的病因不同，所在脏腑不同，应用不同的治法方药，多次应用半夏、桂枝、生姜三药，以此作降逆常用药。然在治疗过程中也需辨证论治，根据不同的病机，去除病因，逆可自解，若见逆单止逆，可能达不到理想的效果。"知犯何逆，随证治之"，灵活用药，随证加减，才是仲景对临证医生的告诫。

（李金融　韩凝　王诗源）

参考文献

［1］刘世恩编著. 张仲景全书［M］. 北京：中医古籍出版社，2007：561.

［2］严用和. 重辑严氏济生方［M］. 北京：中国中医药出版社，2007.

［3］连建伟. 肺痿肺痈咳嗽上气病脉证治第七［J］. 浙江中医学院学报，2002（04）：75-76.

［4］严艳.《金匮要略》虚热肺痿辨析［J］. 江西中医药，2007（02）：23-24.

［5］连建伟. 重温《金匮》谈肺痿［J］. 浙江中医学院学报，1982（02）：24-25.

［6］黄元御. 四圣心源［M］. 北京：人民军医出版社，2012：52-53.

［7］清·林珮琴. 类证治裁. 北京：中国中医药出版社，1997.

［8］徐大椿. 神农本草经百种录［M］. 北京：中国医药科技出版社，2017：33.

［9］王新，冯诗瑶，王诗源. 经方中半夏应用规律新探［J］. 长春中医药大学学报，2018，34（06）：1081-1084.

［10］陶弘景. 本草经集注（辑校本）［M］. 北京：人民卫生出版社，1994.

［11］张雨晴，王蕾.《伤寒杂病论》桂枝干姜药对运用规律探析［J］. 继续医学教育，2019，33（07）：157-160.

［12］支英杰.《金匮要略》奔豚气病证治源流研究［D］. 北京中医药大学，2006.

[13] 于露婧. 清代名医黄元御与《伤寒悬解》《伤寒说意》及《长沙药解》[J]. 实用中医内科杂志, 2017, 31（02）: 70-72.

[14] 陶弘景. 本草经集注（辑校本）[M]. 北京: 人民卫生出版社, 1994.

[15] 石寿棠. 医原 [M]. 南京: 江苏科学技术出版社, 1985.

经方

临床启迪篇

活用经方治验四则

张仲景《伤寒论》及《金匮要略》是中医临床治疗学的经典著作，其条文所含诸方被称为经方。经方多有方有证，用是方必有其证，病证结合应用甚广，经方运用得当，有药到病除之妙，笔者在临床中尊崇仲景，抓住主症，巧用活用经方治病，收到了良好的效果，现将其中部分验案介绍如下。

一、蚀于上部则声嘎——甘草泻心汤治疗喉白斑病

患者，男，67 岁，1 年前因声音持续嘶哑，去省内某三甲医院就诊，诊断为喉白斑病，并进行了激光手术治疗症状有所缓解，最近又出现了声音嘶哑，去医院就诊，确定是双侧声带黏膜充血，前端白斑复发，因西医无有效的药物，医院让病人先回去观察一段时间，择期再进行激光手术治疗。

鉴于本病主症状为"声音嘶哑"，与《金匮要略·百合狐惑阴阳毒病脉证并治》中狐惑病"蚀于上部则声喝（一作嘎，声音嘶哑之意）"相似，故按照狐惑病辨证，且问诊病人素易郁怒，纳呆乏力，舌红苔白腻，脉弦数。辨其证属肝郁化火克脾、痰湿蕴结，以狐惑病主方甘草泻心汤为基础，加清肝健脾、化痰散结药治疗，处方：生甘草 15g，黄连 12g，黄芩 12g，干姜 10g，姜半夏 12g，党参 12g，牡丹皮 15g，赤芍 15g，夏枯草 10g，石菖蒲 10g，射干 10g，浙贝母 10g，生牡蛎 15g。水煎服，1 日 2 次。病人仅服用 7 剂药后，声音嘶哑症状即明显改善，说话稍久才会略有嘶哑，后继服中药调养巩固。

按：喉白斑病属于临床难治病，其病因、发病机制目前均尚不十分明确，有报道认为其与吸烟、病毒感染、环境污染等相关，喉白斑病临床症状多有声音嘶哑症状，且随白斑病变进展而加重，喉

镜检查显示病人声带多有白色斑片状病变，且边界清晰，不影响声带运动。病理检查发现该白色斑片状病变为喉黏膜上皮角化、增生，且其中不典型增生重度者可有癌变可能。目前喉白斑临床治疗上尚缺乏相对理想的方法，也无统一的治疗标准，对喉白斑病病人进行喉镜下黏膜表皮剥脱是目前主要的治疗方法，但复发率高。

狐惑病首见于《金匮要略·百合狐惑阴阳毒病脉证并治》，是以口腔、结膜及外阴溃疡为主证，并见精神恍惚不安等为主要表现的一种疾病。病因病机为感受湿热毒气，聚湿酿热，湿热内生，热邪在内则扰乱神明，在外则发为痈疡。与西医白塞病类似。查阅中医文献，喉白斑病属中医"慢喉""积症"范畴，大多将喉白斑病归于肺肾阴虚、兼有痰湿瘀阻，多数采用清热养阴、化痰散瘀的药物。而本证虽无溃疡诸证，但根据"声音嘶哑"一症，用狐惑病思路来辨证治疗，收效颇佳。

二、龙雷之火，补阳即消——干燥综合征验案

患者，女，30岁，于2015年9月前来就诊。自述近1年来口干明显，进固体食物时必需伴水或流食送下，因口腔黏膜、牙齿和舌发黏，以致在讲话时也需频频饮水，免疫学检查显示：抗干燥综合征 A 抗体（SSA）或抗干燥综合征 B 抗体（SSB）均为阳性，在当地县人民医院诊断为干燥综合征，服用泼尼松及免疫抑制剂环磷酰胺。因病人当时还未生育，并有怀孕打算，因此不想服用糖皮质激素和免疫抑制剂。遂采用中医治疗，分别从当地中医院、省级中医院就诊服中药半年余，未见明显好转，遂去北京某医院就诊，服用其中药后，感到明显不适，后来我处就诊。

审阅病人病例，之前中药方大多以六味地黄丸、增液汤等滋阴润燥、养阴生津类方药为主，病人说服药后有减轻，但停药后口干即复，未有改善。最后于北京某医院诊治，处方以清热泻火解毒类的五味消毒饮和黄连解毒汤为主。病人服用后明显不适，甚至呕吐。

诊查病人，视其微胖，面色㿠白，时值 9 月盛夏，病人穿厚长袖衣裤，形寒肢冷，自述三伏日在家夏天也不开空调，口干明显，就诊时带一大号塑料杯，时时饮水。大便稀溏，舌苔白滑，边有齿痕，脉沉迟。

笔者思忖病人畏寒肢厥，身体虚胖，小腿略有浮肿，大便稀溏，及舌苔脉象均提示，证属阳虚阴寒内生证，脾肾阳虚，水湿泛溢。故应以温阳利水为基本治法。处以真武汤加桂枝为主方加减。重用附子 30g 先煎为君药，性热，温肾助阳，以化气行水，兼暖脾土，以温运水湿。臣以桂枝助阳化气，茯苓利水渗湿，使水邪从小便去；白术健脾燥湿。白芍利小便以行水气，缓急。佐以生姜之温散，既助附子、桂枝温阳散寒，又合苓、术宣散水湿。

病人服用本方 5 剂后，电话告知效如桴鼓，3 剂后顿觉身体温煦，口干畏寒症状减轻明显，大便已能成形，因病人在外地，后电话据其描述疾病变化调整用药近 1 个月，病人口干症状基本消失。

按：本病病人主诉其口燥咽干应属于虚阳浮越，即类似"龙雷之火"，而并非因阴虚津亏，更非火热毒盛，而是因脾阳虚则湿难运化，肾阳虚则水不化气而致水湿内停。肾中阳气虚衰，寒水内停，则大便稀溏；水湿泛溢于肢体，则肢体浮肿；阳失温煦，水湿中阻，津液无力蒸腾上润于舌窍，故口干频频，因此，以六味地黄丸、增液汤等滋阴润燥、养阴生津类方药治疗，无异扬汤止沸，杯水车薪，只能缓一时之燥；而用热泻火解毒类的五味消毒饮和黄连解毒汤等药物，则无异雪上加霜，火上浇油，病人阴寒内盛，遇苦寒之药必出现格拒呕吐。《研经言》中云：余素不信"龙雷之火补阳则消"之说，后阅叶桂《景岳全书发挥·本草正》，乃知有先我言之者矣。其言曰：今医家每言龙雷之火，得太阳一照，火自消靡……若用热药，乃戴阳、格阳，阴极似阳之症。考"龙火得水而燔，遇湿而焰"之说。王冰曾在《素问·至真要大论》"甚者从之"句下注解中指出："病之大甚者，犹龙火也，得湿而焰，遇水而燔。不知其性，以水湿折之，适足以光焰诣天，物穷方止矣。识其性者，失常其理，以火逐之，则燔灼自消，焰光扑灭"。本病之渴亦属少阴虚寒证之"少阴病，欲吐不吐，心烦，但欲寐，五六日，自利而渴者，属少阴也，虚故饮水自救"，少阴阳虚口渴，不是阳热消烁津液所致，而是命门真火不足，不能蒸化津液上承，其渴必喜热饮，即所谓"虚故引水自救"。

三、心下痞满有心下坚——误用泻心汤方

田某，泰安人，女，40 岁，于 2018 年 11 月前来就诊。自述近半年来，自觉胃中闷塞不通，伴有经常性打嗝、腹胀。服用胃复安、多潘立酮片等西药无效，自行服用中成药香砂养胃丸、健胃消食片等效果不显，遂来门诊就诊，刻下见病人面色萎黄，自述乏力，纳差，舌胖大有齿痕，苔白滑较厚，大便黏滞不成形。遂诊断为痞满，处以半夏泻心汤加淡渗利湿之药，以期达到辛开苦降、开胃散结之效果。

处方：姜半夏 12g，黄连 9g，黄芩 12g，干姜 15g，党参 15g，茯苓 12g，苍术 15g，生姜 12g，大枣 5 枚，炙甘草 10g。共 7 剂，每日 1 剂，水煎，分早晚 2 次服。

二诊：半个月后，病人自述服用中药 7 剂后痞满闷塞症状减轻不显。并自述心下胃脘部有硬结，遂于当地市立医院做胃镜，结果显示浅表性胃炎，并无占位等情况。遂又来就诊，因病人自述胃中有硬结，腹部触诊块状物，表面光滑，边界清楚，想到自《金匮要略·水气病脉证》31 条和 32 条的条文："气分，心下坚，大如盘，边如旋杯，水饮所作，桂枝去芍药加麻辛附子汤主之"；"心下坚，大如盘，边如旋盘，水饮所作，枳术汤主之。"故用桂枝去芍药加麻辛附子汤合枳术汤加减。

处方：桂枝 12g，生麻黄 9g，细辛 3g，附子 12g，枳壳 15g，白术 12g，苍术 15g，生姜 12g，大枣 5 枚，炙甘草 9g。共 7 剂，每日 1 剂，水煎服。

病人二诊自述服用 7 剂药物之后，痞满闷塞之症明显减轻，偶有出现，遂继续上方 5 剂痊愈。

按：病人舌质淡胖，边有齿痕，舌苔厚腻，大便黏滞稀溏，证属阳虚水饮凝滞，阴寒积凝，冷积留于胃脘心下，且问询病人平时有手足凉冷，选用桂枝去芍药加麻辛附子汤合枳术汤，助阳散寒，通阳利水。方中用桂枝汤温煦卫表之阳，麻黄细辛附子汤温里散寒，二方合用，振奋表里阳气，去掉味酸敛阴抑阳之芍药，更利于阴凝消散，饮邪化解，合枳实、白术，一升一降斡旋中焦，健脾行气，消痞除满。

四、常欲蹈其胸上——旋覆花汤治久咳

患者，男，22 岁，感冒后咳嗽 3 个月余，前来就诊。病人症见：咳嗽频繁，时有呛咳，痰白黏稠难咳，舌质暗淡苔白，脉沉弦。病人自述胸闷气短，咳嗽频发，夜晚加重，病人捶胸自述：夜间呛咳加重，恨不得捶胸才能缓解。观其脉证，看前医所用之方不离疏散风寒、化痰止咳诸方，感觉方证对应，但效果不显，遂思忖其病症，病人春节期间考研备考，焦虑，舌苔脉象有气滞血瘀表现，忧思焦虑，肝气郁滞，郁而化火，木火刑金，故呛咳频作，至夜阴气盛，气滞血凝加重，故夜间呛咳加重，且病人咳时喜捶胸，与《金匮要略·五脏风寒积聚病脉证并治》之旋覆花汤"其人常欲蹈其胸上"症状相似，证属病由肺中阳虚，气郁血凝，胸胁脉络郁滞而致。旋覆花汤主治肝着之病："肝着，其人常欲蹈其胸上，先未苦时，但欲饮热，旋覆花汤主之。"其症见胸中痞满，以手捶胸则舒，喜热饮；其在《金匮要略·妇人杂病脉证并治》治疗寒虚相搏，半产漏下，无论是从肝着的阳虚气血瘀滞，还是妇人虚寒半产漏下内有瘀血，旋覆花汤皆为通阳活血、行气散滞的功效。故在原化痰止咳方中加旋覆花汤加减，处方为旋覆花（包）20g，葱白 6 茎，茜草 12g（临床旋覆花汤中新绛多为茜草或者红花等活血化瘀药物代替），桔梗 12g，枳壳 12g，苏梗

15g，杏仁 12g，厚朴 12g，5 剂，水煎服，日 1 剂。服用病人自述立竿见影，当天夜间咳嗽大减。

按：此证病人忧思气结，气郁化火，木火刑金，用旋覆花汤理气宣通、活血散瘀、疏肝止咳。其中旋覆花咸温，降胸膺滞气，《神农本草经》载旋覆花"主结气，胁下满，惊悸，除水，去五脏间寒热，补中下气"。《本草纲目》谓其能"通血脉"。葱白，《本草经疏》称之能"通上下阳气，故外来怫郁诸证，悉皆主之"；薤白、葱白配伍辛温通胸中之阳；茜草行血散结，为治肝经血着之要药，桔梗、枳壳一升一降助肺之宣发肃降，杏仁、厚朴下气平喘止咳，共奏理气通阳、活血散瘀、疏肝理气之功。

（庄子凡　王向莹　王诗源）

参考文献

［1］张丹，王鹏，邢福勇，等．喉白斑样病变的临床分析［J］．中国实用医药，2015，10（8）：185-186．

［2］王海英，刘恩顺．浅谈《金匮要略》狐惑病之病因病名［J］．内蒙古中医药，2014，33（16）：126-127．

［3］高志平．金匮狐惑病探析［J］．中国中医基础医学杂志，2010，16（9）：750-751．

［4］赖广弼．加减会厌逐瘀汤冲剂治疗声带白斑的临床疗效观察［D］．黑龙江中医药大学，2017：4．

［5］王振鹏．养阴逐瘀汤联合西药及手术治疗喉白斑病的临床疗效观察［J］．当代医学，2015，21（17）：158-159．

［6］戴坚．龙雷之火辨析［J］．陕西中医，1985，（5）：240．

［7］樊昕．龙雷之火上浮证治初探［J］．陕西中医，1991，（5）：210-211．

［8］宋祯艳，王维静，张萌，等．旋覆花汤临床运用探讨［J］．江西中医药，2018，49（04）：14-16．

［9］何彧，韩迎娣，李剑虹，等．试论《金匮要略》之"肝着"［J］．甘肃中医，2010，23（04）：1-3．

［10］陈德兴等注．神农本草经［M］．福州：福建科学技术出版社，2012：83．

［11］宋敬东编著．图解本草纲目［M］．天津：天津科学技术出版社，2015：249．

［12］（明）缪希雍著．神农本草经疏［M］．太原：山西科学技术出版社，2013：468．

精神异常类病证经方治验四则

由于环境因素、社会压力、人口老龄化等多种原因，精神类疾病或症状发生率日渐增高，而临床显示西药的副作用较多，且易导致人体对药物产生依赖及医源性疾患，而中医对于精神、情志异常的治疗具有明显的优势，其中《伤寒杂病论》就涉及多种精神、情志异常病证，在《金匮要略》中就有如狐惑病、百合病、奔豚病、脏躁、梅核气等的特殊病种的论治，而在《伤寒论》中，虽然没有对情志问题进行专门的分类和探讨，但其 398 条原文中，包含情志、精神症状的病因或主症的条文约 128 条，涉及的经方有 34 首。笔者在临床上将病人的整体情况与精神、情志的异常变化相结合进行综合辨证，收到了良好的效果，现将临床典型精神异常疾病的验案介绍如下。

一、吴茱萸汤治疗抗精神病药物所致流涎

胡某，男，16 岁，济南人。2018 年 10 月 13 日初诊。病人少年，但肢体僵硬，目光呆滞，行走不利，沉默不语，就诊时父母搀扶其行走及起坐，其母描述其病情：近 1 个月来，口中流涎过多，经常听到口中有水液响声，常自行呕出黏白涎液，进食时会干呕。了解病史为出生时难产缺氧，致智力低下，初中辍学在家，半年前出现躁狂的症状，时发肢体抽搐，两目上视等症，于省精神卫生中心诊断为精神分裂症，并让其服用阿普唑仑，0.4mg，1 日 3 次。服用该药物后，躁狂不眠等症状减轻，但近 1 个月来，病人呈现呆滞沉默、抑郁寡欢的状态。就诊时，病人症见，沉默不语，目光低垂，面无表情，手掌冷汗，有湿疹皮屑，舌淡胖，脉沉细。

初诊：四诊合参，考虑其口中涎水过多，结合全身症状，证属阳虚水泛，故处以经方真武汤加减。

2015年10月20日二诊：家长代述，手掌冷汗、湿疹等症状明显减轻，长期口腔黏膜皱襞水肿症状消失，但口水多、干呕等症改善并不明显。诊得左关脉缓弱，右尺脉稍沉，舌苔薄白。

二诊依据口水多、干呕等症状，根据经方"不必悉具，但见一证便是"，故选用"干呕吐涎沫，头痛者之吴茱萸汤"为主方加减。处方：吴茱萸15g，党参30g，生白术20g，石菖蒲15g，益智仁30g，薏苡仁30g，陈皮6g，桂枝12g，生姜15g（切），大枣3枚。7剂。

2015年10月27日三诊：家长代述，口涎多明显改善，进食时干呕症状消失。

按：笔者查阅文献，发现有服用抗精神病药物出现流涎等不良反应的相关报道及研究，其流涎的不良反应发生机制目前尚不清楚，可能与大脑皮质受抑制，吞咽反射减弱有关。首次处方，根据其口腔黏膜水肿，黏膜及舌边齿痕多，辨证属阳虚水泛，二诊主症减轻不明显，后根据"干呕吐涎沫"之症，处以吴茱萸汤加减。分析吴茱萸汤《伤寒论》中共有3条，分别是第243条："食谷欲呕，属阳明也，吴茱萸汤主之"，第309条："少阴病篇"治疗"吐利，手足厥冷，烦躁欲死"；第378条："干呕吐涎沫，头痛"，综合以上几条，虽分列于阳明、少阳、厥阴三篇之中，但病机皆属厥阴阳虚寒盛，且"食谷欲呕""吐""干呕""吐涎沫"等皆为病人之症状，且"烦躁欲死"也符合病人精神亢奋，睡眠时间少等症状。故主以吴茱萸汤以温肝散寒、温胃降逆，另辟蹊径，收效颇佳。

二、防己地黄汤治疗老年痴呆躁狂症

姜某，男，88岁，济南人，朋友父亲，患有轻度老年痴呆，应病人家属恳求，笔者于2018年8月20日上门进行诊视，了解其病史为：2015年发生脑梗后，行动不利，肢体活动尚可，2017年老伴去世之后就极端情绪低落和焦虑，遗忘健忘，于省精神卫生中心诊断为阿尔茨海默病及抑郁症，平时需要服用镇静药物氨磺必利，1天2次，每次100mg，已服用1年。近1个月内出现幻视幻听，脾气暴躁，对家人及看护人员无端发怒骂詈，夜间睡觉时间不足2小时，不配合家人照顾，不肯去医院，刻下见病人情绪尚可，没有出现暴躁、发怒等，但看护保姆说，病人会常有幻视幻听、暴怒骂詈等情况，夜间睡眠时间很少，左侧肢体活动不利，左手有肿胀，大便干结，需服用开塞露通便，小便可，舌红少苔，脉细弱。

处方：以防己地黄汤为加减。防己15g，生地黄30g，桂枝12g，防风10g，甘草10g，珍珠母30g，郁金12g，香附12g，百合18g，首乌藤18，钩藤30（后下），桑叶20g。每日1剂，水煎，分早晚2次服。

二诊：为病人家属电话问询：代述服前药6剂后，夜间睡眠时间已达4小时左右，1周内发怒骂詈发作次数明显减少，大便较前干结减轻，左手肿胀仍在。病人家属问是否能停用氨磺必利，考虑服用该药时间较久，嘱其家属逐渐减量，3周内停服氨磺必利。中药考虑其减少服用西药，遂加重了药物的用量，又因病人左手肿胀消退不显，遂合用防己黄芪汤。

处方：防己20g，生地黄40g，桂枝15g，防风10g，甘草10g，珍珠母30g，茯苓15g，白术30g，首乌藤18g，山萸肉15g，桑叶20g。每日1剂，水煎，分早晚2次服。

1个月后病人家属电话告知，病人已经停服西药1周，情绪稳定，夜间睡眠能达4小时，左手肿胀基本消除。

按：病人彻夜难寐，多动易怒，甚或躁扰不宁，狂妄打骂为肝肾亏虚，阴不敛阳，且肝郁气结，瘀滞化火。故选用治"病如狂状妄行，独语不休"之防己地黄汤，《本草经解》言防己"可以平风木而消风痰"，《神农本草经》谓防己主"热气诸痫"，《日华子本草》载防己"主心烦体重，能安神定志，匀气脉"；生地滋水涵木，《神农本草经》谓地黄"逐血痹"，也适合病人中风后遗症兼有气虚血瘀之证；桂枝振心阳以安神明兼清郁热，《备急千金要方》载本方"治言语杜错，眼目霍霍，或言见鬼，精神昏乱……"。将防己地黄汤辨证用于此证，滋阴敛阳、平肝清热而达到"阴平阳秘，精神乃治"之功效。

三、昼日烦躁，夜而安静——干姜附子汤治疗双相抑郁

王某，女，22 岁，2018 年 3 月于门诊就诊。自述半年前因夜间情绪低落，失眠严重，白天心情烦躁易怒，心悸易惊，去当地某二甲医院就诊，诊断为双相抑郁，以西药利氮平、舍曲林治疗 3 个月后，症状有所缓解，但仍伴较严重的失眠，自觉似睡非睡、似醒非醒，因药物副作用自行停药 1 个月后，近 1 周来症状加剧，遂来我处就诊。病人自述夜间情绪极度低落，有自杀冲动，失眠严重，似睡非睡，白天烦躁易怒，但却乏力懒动。笔者诊察病人，虽已入夏，但仍穿长袖衣物，两眼无神，心悸时发，面色㿠白，手掌冰凉，舌淡，苔白润，脉沉缓。

此医案的关键在于病人情绪随昼夜节律有明显波动，天人相应，"阳气者，精则养神，柔则养筋"。病人阳气极度虚衰，白天人体之弱阳得天阳之助，能与阴相争，故见烦躁。虽心情烦躁，但因阳气极虚，必见体力衰退、四肢冰凉等阳虚之象，而夜间阴气用事，人体失去天阳之助，无力与盛阴抗衡，阴气抑制功能过盛，必使病人情绪低落。且少阴阴盛，阳气浮散于外，必扰乎神明而不得寐，而少阴要闭藏阳气，必须闭双目，即必须要寐。"阴气者，静则神藏，躁则消亡"，本证"夜而安静"，则证明阴虚尚支。本病表现与《伤寒论》第 61 条："下之后，复发汗，昼日烦躁不得眠，夜而安静，不呕，不渴，无表证，脉沉微，身无大热者，干姜附子汤主之。"所述相同，本病病人临床表现一派阳虚阴寒内盛之象，心悸也由心阳不振所致，故处以干姜附子汤为主方加减，处以附子味辛性大热，通行十二经，回阳救逆，与干姜为伍，辛温扶阳而敛阴，因病人同时有心阳不振心悸之证，故加桂枝、薤白等药，

处方：炮附子 20g，干姜 9g，薤白 15g，桂枝 12g。服 5 剂药后，病情好转明显。

按：双相障碍是一种以躁狂或轻躁狂发作与抑郁发作交替出现或混合出现的重型精神疾病，是临床较为棘手的精神科疾病。历代医家多以阴不敛阳、阳热腹实、火热伤阴等等为病因入手治疗躁证，但从病人症状看来，其双相抑郁是由阳虚内寒引发，故用干姜附子汤加减论之，收效甚显。

四、桂枝加黄芪汤治疗产后风湿阻遏阳气所致烦躁症

容某，女，36 岁。于 2018 年 9 月 15 日来门诊就诊，自述自半年前生二胎后，失于调护，平时周身关节肌肉疼痛乏力，报婴孩不足 10 分钟即肩臂酸胀难忍，近 2 个月以来心烦易怒，烦躁不能自已，情绪激动时影响哺乳时的奶量，夜间盗汗严重，每晚夜间汗出严重，枕巾、衣被都能浸湿，怕风怕冷，手足不温。伴纳可，小便少，大便黏滞不成形。舌红少苔。脉弦细弱。

一诊：桂枝 20g，白芍 20g，黄芪 30g，玄参 20g，麦冬 20g，鸡血藤 30g，苍术 15g，生姜 12g，大枣 5 枚，炙甘草 10g。

二诊：1 周后，病人自述服药 1 周，全身沉重疼痛减轻，情绪较前明显平稳，盗汗症状改善不明显。二诊在原方基础上加山萸肉 30g，防风 15g。连服药物 14 剂后，病人烦躁诸证及盗汗情况完全消失。

按：本病是由产后失于调摄，感受寒湿，阻遏阳气所致，阳气郁于里则烦躁，湿邪黏滞郁遏体表，阳气不得宣畅，刘完素提出"外冒于寒，而腠理闭密，阳气郁结，怫热内作"，"怕风怕冷"也是因为阳气被遏不能温煦稍节，湿热闭于下则小便不利，大便黏滞不爽，此证治以桂枝加黄芪汤。桂枝加黄芪汤在《金匮要略》中分别在黄汗和黄疸中出现，在黄汗病条文中，提到的症状包括"两胫自冷""身重""腰以上必汗出""身疼重""烦躁"；在黄疸病中，"假令脉浮，当以汗解之，宜桂枝加黄芪汤主之。"尤在泾

《金匮要略心典》注曰："桂枝、黄芪亦行阳散邪之法。"阳气怫郁不得温煦体表，亦可用桂枝宣通阳气，通阳散火。如刘完素《素问玄机原病式》所言："夫辛甘热药，皆能发散者，以力强开冲也。然发之不开者，病热转加也。如桂枝、麻黄类辛甘热药，攻表不中病者，其热转甚也。是故善用之者，须加寒药。"

综上，《伤寒杂病论》中与情志、精神异常相关的条文中的病症，在不同的疾病过程中，或仅见一二症，或数症并见，结合病人的整体情况辨证，应用和探析其所用经方的理法方药的应用规律，对临床不同精神情志类疾病的诊疗和中医心理学的研究具有重要意义。

（庄子凡　王向莹　王新　王诗源）

参考文献

[1] 孙玉洁.《伤寒杂病论》精神情志病症证治规律研究 [D]. 湖北中医药大学，2014.

[2] 张艳萍，杜文东. 伤寒论中的情志问题探析 [J]. 时珍国医国药，2010，21（11）：2957-2958.

[3] 鲁娜，董湘玉.《伤寒杂病论》情志病浅析 [J]. 贵阳中医学院学报，2009，31（03）：1-2.

[4] 刘议隆.《伤寒杂病论》对精神疾病的辨治规律研究 [D]. 南京中医药大学，2014.

[5] 洪嘉均，傅彬贵，王心怡，等."缩泉丸和五苓散治疗氯氮平引起的精神分裂症患者唾液分泌过多的临床疗效评估"研究方案（英文）[J]. 中西医结合学报，2011，9（05）：495-502.

[6] 罗维肖，王坚，梁芝国，等. 氯氮平所致流涎与精神分裂症中西医结合辨证关系的探讨 [J]. 华南国防医学杂志，2000（02）：14-16.

[7] 王婷，王苹.《伤寒论》吴茱萸汤证机浅析 [J]. 湖南中医杂志，2016，32（07）：149-150.

[8] 周博，颜红. 浅析《伤寒论》少阴病吴茱萸汤证[J]. 天津中医药，

2018, 35 (07): 508-509.

[9] 任登锋, 王中琳. 防己地黄汤治验举隅 [J]. 山西中医, 2010, 26 (11): 16.

[10] 姚球.《本草经解要》[M]. 北京: 中国中医药出版社, 2016: 81.

[11] 吴普.《神农本草经》[M]. 南宁: 广西科学技术出版社, 2016: 89.

[12] 常敏毅.《日华子本草辑注》[M]. 北京: 中国医药科技出版社, 2016: 165.

[13] 吴普.《神农本草经》[M]. 南宁: 广西科学技术出版社, 2016: 14.

[14] 孙思邈.《备急千金要方》[M]. 太原: 山西科学技术出版社, 2010: 412.

[15] 刘东歌, 苗庆山, 王克勤. 抗抑郁剂在双相抑郁治疗中的合理应用 [J]. 济宁医学院学报, 2018 (04): 279-283.

[16] 尤在泾.《金匮要略心典》[M]. 太原: 山西科学技术出版社, 2008: 105.

[17] 范永升.《素问玄机原病式新解》[M]. 杭州: 浙江科学技术出版社, 1984: 56.

手汗症中医经方辨治探讨

原发性手汗症（primary palmar hyperhidrosis，PPH）是引起手部出汗超过正常生理需要量的一种疾病，严重时可成汗滴状，可有温度升高、情绪激动等多种诱因，也可没有任何诱因。手汗症在临床上常见，流行病学调查报告显示，中国手汗症总发病率为2.08%，国内部分地区人群发病率约为4.6%。

一、手汗症诊断与临床表现

原发性手汗症诊断标准：无明显诱因局限性可感多汗症状持续至少6个月，并伴有2个以上下列特征：①出现双侧或相对对称的多汗症状；②每周至少发作1次以上；③多汗症状影响日常活动；④起病年龄＜25岁；⑤有家族史；⑥睡眠时无多汗症状。临床常用的分级标准为Lai分级，将出汗程度按症状分为三级。轻度：手掌潮湿；中度：手掌出汗时湿透一只手帕；重度：手掌出汗时成汗滴状。同时也有很多对出汗进行量化的试验方法，如碘淀粉试验、重力试验以及茚三酮试验等。

笔者在临床上经常会遇到手汗症病人，或为主症之苦，或为兼症并见。其汗出程度不一，有仅限掌心湿润，有整个掌面湿滑，有掌面汗液涔涔渗出；其汗出性质不一，有湿凉冷汗，有湿黏热汗，有如清水淌滴；此外，有汗出伴见双手冰冷，有汗出伴见手心烦热；有但见双手心汗出，有的汗出连指端，有手心手背皆有汗出，还有手足汗出并见；有在不同时段如季节、昼夜等明显汗出，有与不同时段无关。病虽不大，却给病人造成了不便，常年为之所苦。

西医学治疗方法主要包括口服药物抗胆碱能药、抗高血压药、抗焦虑药及抗抑郁药等、局部外用药物治疗如氯化铝外用，肉毒素注射、直流电及电离子透入疗法、CT引导下经皮穿刺胸交感链阻滞、胸腔镜下交感神经钛夹钳夹术及胸腔镜下行交感神经切断术。药物治疗多为暂时性的，一旦停药病情会回到原有状态，其他治疗也均存在时限性和副作用。胸交感神经链切断（切除）的病人术后存在手汗复发或出血、气胸或过度干燥等并发症，以及最为常见代偿性多汗（compensatory aweating）。

二、手汗症中医辨证分型

中医学对汗证治疗总结非常丰富，在出汗异常的病证方面，谈到了自汗、盗汗、多汗、寝汗、灌汗、绝汗等多种汗证，并指出其他疾病中表现的汗证，应着重针对病源治疗，谓"历节、肠痛、脚气、产褥等病，皆有自汗，治之当推其所因为病源……"。《丹溪心法》《景岳全书》及《临证指南医案》等众多医籍都对汗证作了论述。中医学认为汗证与多个脏腑功能失常相关，如《素问·经脉别论》论述："饮食饱甚，汗出于胃；惊而夺精，汗出于心；持重远行，汗出于肾；疾走恐惧，汗出于肝；摇体劳苦，汗出于脾。"王燕昌《王氏医存》论述："五脏皆有汗，不独心也。汗皆为虚。心虚则头汗、肝虚则脊汗、肾虚则囊汗、肺虚则胸汗、脾虚则手足汗。人弱而专出一处之汗，久而不愈，即此经虚也。"

对于手汗症，王好古《阴证略例》中论述："有手足逆冷而自汗者，手足自温而自汗者，厥阴、太阴之异。"唐容川《血证论》论述："手足汗出者，以胃中或有瘀血食积，四肢为中州之应，火热中结，故应手足汗出也，宜玉烛散加厚朴、枳壳以攻之，结去而汗止矣。"张璐《张氏医通》记载："脾胃湿蒸，旁达于四肢。则手足汗多。热者用二陈汤加川连、白芍；冷者理中汤加乌梅；弱者十全大补去芎加五味子。"对本病的病因病机及治疗都有相关论述。金代成无己《伤寒明理论·手足汗第九》认为："四肢者，诸阳之本，而胃主四肢，手足汗出者，阳明之证也。"如明代孙一奎在《赤水玄珠·手足汗》认为："手足汗乃脾胃湿热内郁所致，脾胃主四肢。"《医方类聚·手足汗》认为："手足汗者，热聚于胃，而津液之旁达也。"《医碥》论述："手足汗，别处无汗，脾胃之热达于四肢也。脾胃主肌肉，四肢，热达于肌肉则体汗，若达于四肢则手足汗耳。"通过查阅有关中医汗症的中医文献，并密切结合临床实践，详细论述手汗症的辨证分型证治。

1. 阳明中寒证

[证候特点] 手汗如洗，汗出冰冷，四肢不温，畏寒喜暖，食欲不振，精神倦怠，口淡不渴，大便溏薄，舌淡苔白，脉沉细等。

[病因病机分析]《伤寒论》论述："阳明病，若中寒者，不能食，小便不利，手足濈然汗出，此欲作痼瘕，必大便初硬后溏。所以然者，以胃中冷，水谷不别故也。"说明中焦阳明寒虚证，因阴寒内盛或中焦阳微，阳不外固，水湿不能运化输于膀胱，而外溢于四末所致。《吴中医集·汗》曰："又有手足汗，属脾胃虚寒，不能运行津液，乃乘虚阳外越而溢，如阴盛而淫雨滂沱也，其汗必冷，与实热之汗不同。"这说明脾胃虚弱，阴寒内盛，而中气困滞，无力收摄，可致冷汗外溢手足。如《伤寒全生集》曰："寒则水谷不化，手足冷汗出。"

[治法] 温中散寒，健脾益气。

[方药] 理中汤合六君子汤加减。此证为虚证，所以可酌加乌梅、煅龙骨、煅牡蛎、浮小麦、麻黄根等敛汗固涩，不必担心闭门留寇。

2. 阳明燥实证

[证候特点] 手掌汗出，汗液热蒸，四肢烦热，腹胀满痞硬，易于烦躁，口渴喜冷饮，大便硬结干燥，舌红苔黄燥，脉洪数。

[病因病机分析]《伤寒明理论·手足汗第九》中有论："阳经邪热，传并阳明，则手足为之汗出。"《赤水玄珠·手足汗》论述："肠胃中有实热者，仲景承气症，谓手足濈然汗出，乃肠胃热甚而旁达四肢。"此为阳明热盛，有形实热之邪壅结于内，迫津外泄，津液受伤，未能遍身汗出，仅能从阳明所主的四肢旁达，故见手

足汗出。如《医方类聚·手足汗》认为："阳明病，手足汗出，谵语，大便难，此热证也。"又如《东医宝鉴·手足汗》认为："手足者，津液自胃腑傍达于外，则手足自汗，有热聚胃腑，逼而出之者，此阳明证也，宜大柴胡汤下之。"清代林珮琴在《类证治裁·汗症》也指出："胃腑热蒸，手足自汗，亦阳明病，当下，大柴胡汤。"《医学心悟》论述："胃主四肢，为津液之主，今热聚于胃致令出汗，乃津液之旁流也。"

［治法］峻下热结，清热祛实。

［方药］大承气汤或大柴胡汤主之。肺与大肠相表里，故可以表里同治，加桑白皮、白茅根、桑叶等清肺热，使实热上下分消。

3. 中焦湿热证

［证候特点］手掌汗出，夏秋季节明显，汗液热黏，色黄。肢体困重，发热倦怠，胸闷腹胀满，小便短赤，大便黏滞不爽，舌红苔黄或厚腻，脉濡数。

［病因病机分析］本证多因恣食肥腻，或感受湿热之邪，湿热内蕴脾胃，蒸久化热，湿热旁达四末则为手足汗出，《古今医统大全》中说："脾经湿热内淫于四肢，故令手足心常有汗，至冬阳气内伏而汗愈多，由此知其湿热内淫也。"清代张璐在《张氏医通·汗》中论述："手足汗，脾胃湿热，旁达于四肢，则手足多汗。"因脾主四肢，脾虚易生湿，湿郁而发热。症见胸闷脘痞，小便短涩，大便不爽等。

［治法］理气健脾，清热化湿。

［方药］连朴饮、甘露消毒丹及藿朴夏苓汤加减。徐春甫《古今医统大全》载："清脾者，治手足出汗，白术、苍术、茯苓、半夏、黄连各一钱，滑石、柴胡、升麻、甘草、羌活各五分，水二盏，加灯心煎八分，空心服。"赵务俭用三仁汤加丹参、牛膝清利湿热，理血通经，效果满意。

4. 心肾阴虚证

［证候特点］手掌汗出，汗出不多，伴有手足心烦热，心悸怔

忡，虚烦失眠，神疲健忘，口舌生疮，舌红苔少，脉细数。

［病因病机分析］《医碥·汗》论述："汗者，水也，肾之所主也。内藏则为液，上升则为津，下降则为尿，外泄则为汗。"心主血，肾藏精，劳神过度，耗血伤精，阴液不足，虚火内生，煎灼阴液，外泄为汗。《医宗必读》认为："心之所藏，在内者为血，在外者为汗，汗者心之液也。而肾主五液，故汗证未有不由心肾虚而得者。"《医述·汗》认为："盖阴虚则火动，乘于阴位，阴精被火煎熬，故汗自出也。是有犹干竹以火燃之而有油耳。"可见，心肾阴虚，虚阳迫津外泄，达于四末，可致手足心汗。

［治法］滋阴养血，补益心肾。

［方药］生脉散、麦味地黄丸及炙甘草汤加减。心气虚明显伴有心动悸的，可以加薤白、桂枝、仙鹤草等。

5. 气血亏虚

［证候特点］手心汗出，常伴有手足心发热、爪甲色淡、头晕目花、心悸短气，或身倦乏力，气短懒言，四肢不温，纳食减少，大便不实，舌淡苔薄白，脉细弱。

［病因病机分析］《类证治裁》言："凡服止汗固表药不应，愈收愈出者，只理心血，以汗乃心液，心不摄血，故溢为汗。汗为心之外液，汗出即是心液外溢，故补养心之气血，使得神气内藏，心液内收，自无外溢之虞。

［治法］补益气血，甘温除热。

［方药］归脾汤、补中益气汤或八珍汤加减。气血亏虚以心血亏虚明显则可加天王补心丹。

6. 胃阴不足

［证候特点］手汗多，手足心热，咽燥口干，食欲不振，饥不欲食，或干呕作呃，大便干燥，小便短少，舌光红少津而脉细数。

［病因病机分析］本证多因恣食炙煿辛热，或热病后期伤津，或情志不畅，气郁化火，热灼伤阴，胃阴受损，虚热自生，迫其

津液泄于四肢而见手足汗出。

[治法] 滋养胃阴。

[方药] 麦门冬汤或益胃汤加减。可酌加石斛、黄精、五味子及山萸肉等滋阴敛汗。

7. 营卫不调，阴阳失和

[证候特点] 手汗量不多，或定时发作，可伴手足心热，或失眠多梦，舌淡苔薄白，脉细数。

[病因病机分析] 手部为手三阴和手三阳经交接的部位，而足部为足三阴和足三阳经交接的部位，因此手或兼足汗出往往与阴阳经脉不能调和有关，《杂病源流犀烛·诸汗源流》曰："有手足汗，用凉药补药俱不效者，此阴阳不和，经络不调也。"

[治法] 调和阴阳，和解营卫。

[方药] 桂枝加龙骨牡蛎汤加减。《杂病源流犀烛》主张"宜八物汤加半夏、茯苓为君，川乌、白附子为佐使，即止"，"阴阳不和，经络不调，若病久不愈者，多有气血俱伤之表现，治宜十全大补汤去芍加五味子。"

8. 瘀血阻滞

[证候特点] 女性多见，或久病之后多见。手汗多，夜晚加重，手足心热，咽燥口干，大便干燥，舌质暗，舌下静脉或有曲张，脉弦涩。

[病因病机分析] 王清任《医林改错》论述："有用补气、固表、滋阴、降火，服之不效而反加重者，不知血瘀亦令人自汗、盗汗，用血府逐瘀汤，一两付而汗止。"对于中老年人久病或女性病人，尤其是局部出汗者，应考虑病久入络，瘀血阻络，瘀血不去，新血不生，血不载气，则阳气浮越，腠理不固，则汗泄失常，此外汗血同源异出，汗为血所化，汗出不已也会导致血虚而滞，加重络道不通，气血运行失和。

[治法] 化瘀利水，通行血脉。

[方药] 用血府逐瘀汤、通窍活血汤及桂枝茯苓丸加减治疗，

可加鸡血藤、益母草、泽兰等加强活血通络利水作用。

9. 肝郁脾虚证

［证候特点］手心汗出较甚，时如渗水，与情绪关系密切，精神紧张或焦虑，则症状加重，面色无华，精神倦怠或忧郁，口苦，舌淡苔湿滑，脉细弦。

［病因病机分析］肝失疏泄，肝木克于脾土，脾主四肢，肝郁脾虚，脾失健运，水液代谢失常，水湿遂从手足旁流。因与肝郁有关，因此每遇忧思焦虑或精神紧张则肝郁脾虚加重，故手汗情况也加重。

［治法］疏肝健脾，养血敛汗。

［方药］逍遥散加减。所以可酌加煅龙骨、煅牡蛎、浮小麦、麻黄根等敛汗固涩，加生、炒麦芽疏肝理脾。

此外，中医对手汗症的治疗还包括针刺治疗，如以心经、心包经穴为主，辅以相表里的小肠经、三焦经穴。还包括外治法治疗手足汗症，中药外洗法，还有外治法。如徐春甫《古今医统大全》曰："牡蛎散，治脚汗，除秽气。牡蛎、白矾、密陀僧、黄丹，……干掺脚趾缝中，即收。"洗手汗用黄芪、葛根各一两，荆芥、防风各三钱，煎成先熏后洗，三次即效，明代王肯堂《证治准绳》曰："治脚汗，白矾、干葛各等份为末，每半两，水三碗，三五日自然无汗。"

三、案例分析

宋某某，女，78岁，于2015年12月就诊。自述夏季以来半年多手掌汗出多，伴见全身时有汗出，汗出时恶风怕冷，自觉肢体困重，倦怠乏力，食后腹胀闷不舒，小便短赤，大便黏滞不成形，舌淡苔厚腻，脉濡缓。自述服用中药汤剂2个月及中成药等，效果不佳。

查阅病人病例，基本诊断为气虚、阳虚汗出，中药方剂及中成药以玉屏风散、补中益气汤等补气健脾功效为主。分析病人病机，虽有全身汗出恶风怕冷之气虚自汗症候，但病人手掌汗多且湿黏，小便黄赤，大便黏滞及舌苔厚腻皆为湿热困阻中焦之证，前所服中药以补益脾胃为主，滋腻碍胃加重湿热中阻之证，故病证无减，遂处方以清热化湿之甘露消毒丹为主加减：白蔻仁 12g、藿香 12g、茵陈 12g、滑石 12g、石菖蒲 12g、黄芩 12g、连翘 12g、浙贝母 12g、射干 12g、薄荷 12g、苍术 15 克、茯苓 12g。水煎服，日 1 剂。服药 1 周，手汗基本消除。

以上是笔者结合临床实践，通过查阅有关中医汗症的中医文献，对手汗症的中医常见临床分型进行了总结，主要包括阳明中寒证、阳明燥实证、中焦湿热证、心肾阴虚证、气血亏虚、胃阴不足证、营卫不调证、瘀血阻滞证和肝郁脾虚证 9 种证型，在临床的手汗症治疗中，也可出现两种或者三种证型合并存在，因此在方药的选用上应该综合运用。此外，为增加临床效果，可以选用手部的引经药，如偏热证可选用桑枝，汗证可选用桂枝、姜黄等以增强疗效。

（王诗源）

中药免疫疗法的癌前介入与
核心技术单元支持

一、引言

众所周知，在现代诸多慢性痼疾与疑难症中，恶性肿瘤已成为威胁人类健康和生命的主要疾病，多年来晚期癌症生存率总体来讲并无太大提高。我国主张抗癌战略前移，力争早期发现和早期治疗，癌前阶段正是其中的重要环节。因此，提升对癌症前期改变的认识，并对其做出准确诊断和及时有效的临床处理显得尤为重要。

伴随着现代肿瘤医学的多维度、综合性诊疗技术与手段的发展，中医学在肿瘤的临床治疗方面发挥着越来越为人所熟知与公认的不可替代的强大作用。继癌症免疫疗法荣获 2018 年诺贝尔生理学或医学奖后，免疫疗法也有望成为目前最有希望治愈癌症的精准化手段，但由于相关免疫药物在临床药理实验中的复杂性、多方向性与不可控性，致使免疫疗法依旧有许多亟待解决的问题，如 CAR-T、PD-1 的复发可能性及毒性反应等导致的临床受众和远期疗效受限。而随之带给中医药的创新机遇与独特优势则开始以未知的速度生根萌芽。

有鉴于此，本文尝试从现代临床医学 I 级预防在癌前介入的具体实施与理论架构入手，以中医临床经典《伤寒论》的理、法、方、药为核心启发与切入点，并充分结合后世各家学派与现代医学病生理有关方面的内容，为广大肿瘤临床医学工作者提供有创新价值与临床意义的理论探索与临证启发，以期为现代临床肿瘤治疗提升整体防治能力，降低发病率、死亡率与癌患的生存负担提供一套切实有效的系统方案。

二、癌前病变的相关基础概念

目前学术界公认的癌症的经典发生与演变过程主要包括"正常上皮→单纯增生→异型增生→原位癌→浸润癌"。现代病理学认为从正常细胞发展为恶性肿瘤常常需要数年到数十年不等，一般从异型增生开始，细胞和组织的结构与功能开始发生明显改变，从而致使机体的整体病理态势向癌变方向发展，而在恶性肿瘤发生前的阶段则被称为癌前病变。所有的恶性肿瘤都有癌前病变，但并非所有的癌前病变都会发展为恶性肿瘤。致癌因素若持续存在，最终可导致恶性肿瘤的发生，倘若采取有效的干预与介入手段及时去除相关致癌因素，便可以使机体恢复到正常状态，摆脱癌变的可能。

由于恶性肿瘤的极端隐匿性与诊疗逃避性，使得常规临床接诊的绝大部分癌患已处于中晚期阶段，加之恶性肿瘤的猛烈性与破坏性，使得病人整体呈现预后不良趋势，而随之伴随的医疗难度与负担亦随之加大，这种极端反差与表现使癌症成为现代医学一直难以逾越的鸿沟，也是现代医学工作者研究与突破的热点。正如中医经典《黄帝内经·素问》所言："是故圣人不治已病治未病，不治已乱治未乱。"倘若在癌前阶段未给予充分与及时的干预与处理，待到恶性肿瘤发生时，"譬犹渴而穿井，斗而铸锥，不亦晚乎？"笔者认为，由于恶性肿瘤特殊属性所带动的癌前病变兼具持续性与可逆性的发展过程，早期发现癌前病变与癌前介入将是降低恶性肿瘤死亡率、提升人类生命质量的根本途径与最佳切入点，也是现代肿瘤医学的核心突破点。

三、癌前病变现代临床筛查与诊断的空缺

目前临床诊断早期肿瘤主要依靠医学影像学、细胞组织学和内镜初筛。病理学诊断是肿瘤学诊断的"金标准"，也是医生进行临床治疗的依据。但病人往往是在具有明显的占位性病变后才得

以确诊，从细胞癌变的生物学角度去理解，这种占位性病变已经不是癌变的最早期。癌前病变是一类隐蔽且复杂的组织学病理过程，几乎没有或极少见相应的临床表现。而由于目前常规使用的物理学、生物化学和病理学检查手段的限制，对癌前病变取材诊断、处理与研究极其困难。

常见的癌前病变筛查与诊断项目主要有粪便隐血试验、直肠指检、TCT、乳腺钼靶、B超、X线、胃镜、肠镜、肿瘤标志物联合检测等，但由于存在肿瘤标志物不敏感性与常规检查的诸多理论盲区与技术限制，使得大部分癌前阶段未被及时发现与介入治疗，许多病人在确诊恶性肿瘤之前的多年体检中也并未发现任何异常。可以说，现代临床肿瘤学在癌前介入方面依然存在诸多不足与黑洞，充分汲取现代临床医学在肿瘤病理研究方面的成果，发挥中医学在"治未病"与宏观诊断、调控方面的巨大潜力与优势，是大势所趋，也是生命科学发展的必然。

四、柳暗花明又一村——中医瞑眩反应介入的临床机制与诊疗优势

"瞑眩反应"是机体主动顺势疗法的临床主要表现形式，也是传统中医学与现代西方医学的本质区别之一。传统自然医学认为每个人的自我修复能力是很强的，只不过现代医学无法复制人体的自我修复能力，无法根据自身的能量大小、正气强弱来修复某些病变的地方。而笔者即将介绍的瞑眩反应却恰恰弥补了现代医学在这方面的不足。

"瞑眩"一词最早来源于《尚书·说命篇上》："若药不瞑眩，厥疾弗瘳。"日本古方派岱宗吉益东洞有云："药毒也，而病毒也，药毒而攻病毒，而攻病毒所以瞑眩者也"，"用之瞑眩，其毒从去，是仲景之为也"。《伤寒杂病论》："所载初服微烦、复服汗出、如冒状及如醉状得吐、如虫行皮中、或血如豚肝、尿如皂汁、吐脓泻出之类。"近代中医泰斗岳美中先生亦曾经明确指出："深痼之疾，

服药中病则瞑眩，瞑眩愈剧，奏效愈宏。"日本汉方巨擘汤本求真亦曾于《皇汉医学》中载有《论中医治疗中瞑眩症状之发起者为原因疗法之确证》一文，读者亦可详参。

著名伤寒学者娄绍昆先生认为瞑眩反应的出现与《内经》中的反治法有着密不可分的临床联系。《素问·至真要大论》曰："微者逆之，甚者从之"，"正者正治，反者反治"，"未有逆而能治之者，夫惟有顺而已矣"，《内经》以朴素的文字形式表达了反治法的机制——把对主症的从治，纳入对病因、病证的逆治之中。这样，一方面能促进机体主体性反应，创造能充分显露主症的内环境，加强局部反馈信息，激活生理学上的"对抗系统"，促使邪正斗争由相持转向激化，当症状完全出来时，就能动摇机体的病理稳态而达到治愈疾病的目的。另一方面，又能最大限度地防止在从症治疗中，由于症状的加剧、病情的激化而造成的不良后果。

正如《道德经》所言："将欲歙之，必故张之。将欲弱之，必故强之。将欲废之，必故兴之。将欲取之，必故与之。是谓微明。柔弱胜刚强。鱼不可脱于渊，国之利器不可以示人。"火神鼻祖郑钦安亦认为，凡服药后常有"变动"，要知道这些变动有的是"药与病相攻者，病与药相拒者"，属于正常的药物反应，"岂即谓药不对症乎？"

纵观《伤寒论》全书，"烦"字的出现频率极高，笔者认为，《伤寒论》中绝大多数"烦"应当为人体的一种明显的"瞑眩反应"程度表达亦或是正气来复或者邪气益甚的表现形式。结合临床对于"烦"字的深入体会，笔者得以窥察到医圣张仲景对于"瞑眩"的认知过程与临证处理。

如《伤寒论》第24条："太阳病，初服桂枝汤，反烦不解者，先刺风池、风府，却与桂枝汤则愈。"《伤寒论》第46条："服药已微除，其人发烦目瞑，剧者必衄，衄乃解。"《伤寒论》第57条："伤寒发汗已解，半日许复烦。"《伤寒论》第147条方后注："初服微烦，复服汗出便愈。"《伤寒论》289条："时自烦，欲去衣被者，可治。"《伤寒论》第94条："太阳病未解，脉阴阳俱停，必先振栗汗出而解。"《伤寒论》第98条："与柴胡汤，后必下重。"《伤寒论》第101条："复与柴胡汤，必蒸蒸而振，却复发热汗出而解。"《伤寒论》第174条方后注："初一服，其人身如痹，半日许复服之，三服都尽，其人如冒状。"《伤寒论》第192条："小便反不利，大便自调，其人骨节疼，翕翕如有热状，奄然发狂，濈然汗出而解。"《伤寒论》第243条："得汤反剧者，属上焦也。"《伤寒论》第278条："系在太阴，太阴当发身黄……至七八日，虽暴烦下利日十余行，必自止，以脾家实，腐秽当去故也。"这些条文，都充分彰显了张仲景作为"医圣"异于常人的临证思维与分析处理能力，也正是这些可贵之处的启发，为笔者从伤寒六经层面深度剖析瞑眩反应的临床机制与应对原则提供了切实而又理想的切入点。

综合上述相关分析，笔者尝试从现代医学角度对瞑眩反应作出如下定义：瞑眩反应是指病理状态下的个体在药物的良性诱导下建立起的一种抗损伤和修复能力的表现，是一种打破病理稳态、重新构筑人体免疫新平衡的发生过程，也是诸多慢性痼疾治愈过程的中心环节。主要表现为急性炎症与良性应激的有规律发生。用药准确的话可能会激发体内潜伏已久的邪气外托，加之用药促进正气来复，正邪得以交争，人体自然会产生相应的排邪反应，也就是促进了免疫应答和正向代偿反应。

由于瞑眩反应与急性炎症以及良性应激的特殊关联性，很多病人会因中药免疫治疗导致免疫细胞释放出大量刺激性化学物质，产生皮肤、呼吸系统、消化系统或泌尿生殖系统的相关反应。例如，笔者的一位代谢综合征女性病人，在服用中药免疫处方5剂后就随之出现了全腹剧烈的绞痛，当地医院检查发现病人腹内出现渗出性脓液，在笔者的说服下病人放弃了外科手术，后处以大陷胸汤加减化裁而治愈。无独有偶，娄绍昆先生亦曾遇到过相似的案例：李某，女，45岁，胃中不适用半夏泻心汤治疗。服药后有效，遂守原方，2个月治疗后胃中不适消失，但是月经淋漓不止。因服药前从未有过此情况，病人坚持认为这是医疗事故，不依不饶。考虑再三，让她去做全面的检查，检查后发现是宫颈癌。又如国内科学家陈小平目前正在开展的通过人为诱导肺癌病人出现疟疾而产生定向免疫从而依靠人体主动性杀死自身肿瘤细胞的医学研究亦出现了令人可喜的临床成果与数据支持。再如中国中医科学院西苑医院通过临床试验研究发现"扶助阳气，促使阳气旺盛，阳气与毒邪由相持转向激化，则可能缩短病程，促使慢性肝炎的恢复"。由此可见，当慢性病处于功能代偿、代谢代偿阶段，治疗时如能产生瞑眩，出现一时性的症状加重，化验指标阳性及定量值上升，甚至出现部分组织坏死等情况，却能获得痊愈。

通过以上4个案例的系统分析，并结合笔者个人的临证经验，笔者在此尝试总结出瞑眩反应最基本的两个作用：一是起疾病预测与鉴别诊断作用。传统的中医诊断并不是万能的，而通过瞑眩反应所打破的病理稳态进行疾病预测与诊断恰恰能帮助我们弥补在传统诊断上的不足，甚至相比现代西医学的诊断而言，这种诊断更具实用性和临床指导性。笔者认为，现代医学束手无策的阿尔兹海默症或许也可以在瞑眩反应的疾病预测与防治方面找到一些启发。二是起直接治疗作用。瞑眩反应本身就是一种排病诱导，实际上类似于一种免疫活化过程，很多慢性痼疾的治愈靠的就是这个过程。这是中医相较于西医所特有的诊疗优势，也是中医"不治已病治未病"与"揆度奇恒"的深刻体现。

五、中医辨证观下的癌前阶段常见特征性病理表现

由于现代医学尚未明确给出系统而又完整的癌前阶段常见特征性病理表现，为了便于一般临床筛查与向病人临床普及的必要，笔者尝试结合传统中医六经辨证与现代临床医学综合症候群的思想，将规律性与典型性较强且易于常规诊察的病理表现总结如下。

一定阶段内不明原因的体重明显大幅度下降；

气力不足，易疲易乏；

半夜易醒，醒后或伴有盗汗；

周身骨节肌肉常伴有固定性酸楚疼痛，且常规外治方式缓解不明显或反复发作难愈，以少阳胆经循行交会处为典型，如膝骨关节、股骨等处；

肩颈后背常伴有固定性酸楚疼痛，且与气候变迁及寒热变化有明显关联性；

病理性汗出异常（汗出部位异常、汗出量异常）；

大便持续性异常（形状异常、颜色异常），频率偏低（数日不大便）或偏高（一日排便三次以上）；

半夜口干口黏严重；

晨起口苦明显；

口渴而不欲饮；

头面部易频繁上火；

异常耳鸣或鼻塞且持续时间较长；

喉咙有梗阻或异物感，常规检查无异常；

长期咳嗽不愈，甚引胸胁疼痛；

身体突然出现异常肿物或皮疹；

午后或夜间容易手足发热；

常年不感冒或频繁感冒；

感冒一次如同大病一场，需要很长时间恢复；

持续性烦躁与疲劳；

嗜食大量生、冷饮食及水果；

长期吸烟、饮酒、熬夜；

食用辛辣等厚味食物或不洁食物后不易出现腹泻；

长期反酸、腹胀、腹痛；

情绪思维突然异于常态，性格突变；

长期压抑阴郁，意欲不振；

性格偏激或怪异无常；

舌下或舌侧瘀络瘀点明显；

舌正中裂痕深而长；

舌苔厚腻色异常或水滑少苔、无苔；

脉位较沉，常规中取摸不到；

持续出现双脉或孕脉后排除病人受孕；

脉象含义与病人体征明显不符；

面布水斑，面色阴暗；

胸口或心下长期痞闷不适；

脐周条索状物或结节明显或出现腹直正中芯；

心下、脐上、脐下动悸较明显；

少腹急结；

局部炎症反复迁延难以愈合。

需要注意的是，以上所列症状在癌前病变群体中并非单独出现，临证诊察应以中医少阳、少阴病理为钤，当病人出现上述多个指证时，即可高度怀疑为癌前病变。

六、中医辨证观下癌前病变病因、病位、病机、治法之探讨

【病因】癌前病变的发生，多由长期烦劳过度、内伤七情、生活不节而致正气内虚，气血津液代谢失常，致使邪毒逐渐羁留胶踞成巢，久之积损成患，影响人体脏腑的正常职司功能并进一步损伤人体正气，如此形成长期恶性循环，最终酿生难以逆转之恶性致命病变。

癌前病变是现代西方医学病理研究的新兴领域，然而早在两

千多年前我们的祖先便对此有了清晰而又深刻的认识。《灵枢·海论》篇就曾有云："血海有余，则常想其身大，怫然不知其所病；血海不足，亦常想其身小，狭然不知其所病。"这里的"血海"代指的是人体的双向应激功能与正负代偿状态；"身大"与"身小"并非特指病人的身材体格，而是代指"少阳"与"少阴"两种不同枢机下病理过渡的体质属性；"怫然"与"狭然"则暗示了大多数病人处于癌前病变过程中最普遍的基本状态——身体并无明显不适。而正是由于恶性肿瘤这种隐匿恶变过程极不易被人察觉，所以当前临床中有近七成的恶性肿瘤病人在确诊后已濒临中晚期状态，此时医生的干预治疗以及病人的整体预后不甚理想。

长期从事临床的医师或许可以发现，许多慢性病缠身需要长期服药与疗养的病人的整体生存长度并非不理想，最终"带疾终天"的老年人数见不鲜。而又有很多平时看上去非常健康不易患病的人却会突然遭受一些看似出人意料的重大疾病，甚则死亡。所以，笔者认为，容易患病与否与是否真正健康并无太大关联，一个人的自我代偿功能与良性修复过程才是判断其生命质量好坏的标准。

【病位】三焦膜腠。笔者认为，三焦膜腠是人体全身的浆膜、黏膜、胸腔脏壁胸膜和腹腔脏壁腹膜以及细胞组织之间的间隙，相当于人体全身脂膜结构系统和整个脂质代谢功能，也是机体最大的免疫组织，是致病因子入侵、蓄积与转移的主要场所。"肥甘无度""肝气郁结""阳虚水泛""湿瘀互结""正气失司""伏阴成巢"等都会导致三焦枢机不利，进而引起或加重人体气、血、津液代谢障碍。

三焦膜腠的概念与刘完素在《素问玄机原病式》中提出的"玄府气液宣通"理论极为相似。中医经典《黄帝内经》中认为玄府为汗孔，而刘完素认为"玄府者，无物不有，人之脏腑、皮毛、肌肉、筋膜、骨髓、爪牙，至于世之万物，尽皆有之，乃气升降出入运行之道路门户也"，即玄府是人体各种组织腠理的统称，为人体气液运行之通道，与中医理论中的"三焦通会元真之处"、藏医理论中的"水脉"有着异曲同工之妙。而 2018 年在国际顶级期刊《Nature》刊载报道的迄今为止在人体中发现的最大器官——"间质"亦与中医的三焦膜腠吻合度极高，这种"间质"类似于一个极其微小、充满液体、涵盖并穿透结缔组织的通道网，相当于人体器官组织间的"高速公路"，遍布全身。

与许多脏腑器官及其连带性病症不同，三焦膜腠本身独特的位置结构与功能属性，导致了其发病的牵连波及性、病能多变性与病变复杂性。由于三焦膜腠为"水道""决渎之官"，亦即人体津液代谢的通路，人体的气化失常则会导致津液的代谢与输布失常，从而导致津液停聚、滥溢或损耗，前二者可以衍生为"湿""痰""痞""浊""瘀"等有形之邪而导致诸多变证，后者则会导致虚损证候的出现。有形之邪的长期郁滞，加之旁系疾病的诱发与并发，可导致类似于《伤寒论》"结胸""脏结"等严重后果，病人往往会表现为"憋闷感""窒息感""梗阻感"与"胀痛感"。由于三焦膜腠为相火之本府，有形之阴邪的长期郁闭亦可导致相火怫郁不得宣达，由此而化热化火甚至逆乱妄动，同时加之现代不良生活方式而导致的通会元真水道之真阳的耗损与不足，病人势必会呈现出寒热虚实错综复杂之象——阴邪郁遏在内、相火妄生邪热、阳气卫外不足的水火相争之格局，随之亦会加大临床诊治的难度。恶性肿瘤之所以棘手难治，亦由于此。

【**病机**】少阳、少阴失枢，太阴阴盛阳衰。

《阴阳离合论》有云："三阳之离合也，太阳为开，阳明为阖，少阳为枢；三阴之离合也，太阴为开，厥阴为阖，少阴为枢。"少阴与少阳病在《伤寒论》中的地位很特殊，从整个地球和人类的进化史来看，我们现在应该处于少阳与少阴交界过渡的时期，整个地球或人类社会的演进的确已经到达中年，甚至是中晚年的阶段。为了方便读者系统理解《伤寒论》六经的动态演变过程，笔者结合个人创作的 The Six Channels Samsara 曲线略作分析。

　　首先，《阴阳离合论》中的"离合"代指生命朴素而又终极的奥秘——生死相续，如环无端，二者共同组成了完整的生命过程。"开"者，代指原始生命大潮动荡之开启，此动荡暗含生化、衰败二势，动荡之剧

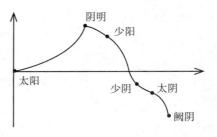

图1　The Six Channels Samsara 曲线

取决于曲线之斜率（K）；"阖"者，代指原始生命大潮动荡之极尽，此动荡暗含生化、衰败二势，动荡之剧取决于曲线之斜率（K）；"枢"者，代指原始生命大潮阴阳巨变之转承，此动荡暗含阴阳离合二势，动荡之剧取决于曲线之斜率（K）。

　　太阳作为初生之一阳，是生命之始；阳明为"两阳合明"，多气多血，乃阳之最旺。太阳犹如"星星之火"，倘若顾护得当，大有阳明"燎原"之态势。从太阳至阳明对应的生理年龄段主要集中在童年、少年时期，在此期间的病理表现多集中于急性病，如大叶性肺炎、高热、急性肠胃炎、痘疹等。

　　少阳本身极具迷幻色彩，因其病位广泛而又界限模糊，可沟通表里上下阴阳，故喜清泄宣通为用、恶郁结凝聚为碍。从阳明至少阳对应的生理年龄段主要集中在青少年、青壮年时期，阳性渐收，阴性渐生，理智与感性逐渐趋于协调，身体不但要迎合少阳春生之发陈，更要适应灵魂生长成熟之节奏，倘若不迎合此态势，则易变生少阳相火妄动或闭阻郁结之态势，从而诱发自主神经紊乱、焦虑症、甲状腺功能亢进症、消化系统溃疡、胆囊炎、鼻咽炎、智齿发炎、口腔溃疡、脂溢性脱发、痤疮、便秘、淋巴结节、月经不调、不孕不育、泌尿生殖系统感染、过敏性疾病等。

　　少阴性颠倒反常，区块最为狭隘却又能宏越水火二性。少阴的原始本质就是伏邪托透的枢机，也是促阴证、化阳证最关键的时期，所以在三阴病中唯少阴篇幅最大。我们也可以这样理解，少阴病可以是普通慢性病转为阴性危重症与沉疴痼疾的过渡期，

后世出于对称化、系统化和为了便于理解，将其假托为阴性表证。基于少阴病的特质，我们可以及早在少阴枢机上作干预治疗与截断以防止病人内陷太阴和厥阴，这也是本文讨论研究癌前病变的核心落脚点。从少阳至少阴对应的生理年龄段主要集中在中青年时期和中老年初期，此期间也是诸多癌前病变的病理聚合矛盾凸显最频繁的时期，也是诸如高血压、心脏病、糖尿病、慢性肝炎等慢性大病的爆发期。现代临床医学统计数据曾明确指出：无论男女，当超过 55 岁后，癌症的发病率就开始呈指数性地上升。这也进一步印证与回扣了我们所做出的结论，毫无疑问，少阴病理期是现代人群濒临患癌的指数爆炸的起点。

具体到中医药在少阴区块的免疫介入方面，笔者尝试引用免疫学的相关基础概念做出以下阐释：细胞中的 T 淋巴细胞成熟于"心系"，即西医所谓的胸腺——一个位于胸部正中，心脏上方的功能组织，这是少阴"心部于表"的功能基础，即所谓的细胞免疫的"后援会"。免疫 B 细胞则成熟于骨髓，得肾精之濡养，这是少阴"肾治于里"的功能基础，负责抗体的产生与介导体液免疫应答。T 细胞和 B 细胞都来源于造血干细胞，这种生命的原始物质与我们中医理论中的"真阳元气"有着深刻的交集。当胸腺功能紊乱或功能降低时，B 细胞因失去 T 细胞的控制而功能亢进，就可能产生大量自身抗体，并引起各种自身免疫病。同样，在某些情况下，B 细胞也可控制或增强 T 细胞的功能。由此可见，身体中各类免疫反应，不论是细胞免疫还是体液免疫，共同构成了一个极为精细、复杂而完善的防卫体系。我们中医整体辨证论治的优势也于此彰显无遗。所以笔者自始至终认为：少阴病在当今临床中的延展力是无穷大的。

太阴是机体后天生、运、化、动的基础和根本，任何生命活动的能量精微都来源于它。也可以这样讲，太阴充满了坤土色彩，在整个生命系统中扮演了"地母盖亚"的角色。同时太阴区块是人类潜意识与内心世界的"存储卡"，因此也容易富集诸多精神和肉体的暗能量。从少阴至太阴对应的生理年龄段主要集中在中老年和老年时期，在此期间诸多腑气衰败导致的疑难病症亦有明显的高发趋势，如消化道功能性梗阻、消化道恶性肿瘤等，同时诸多太阴风寒湿表证引起的痹证、痿证、腰痛以及太阴浊阴上犯引起的痴呆和郁证亦可常见于临床。

厥阴乃"两阴交尽"，是生命发展的最后一个能量级。本身是一种阴阳否格的表现，肝阴耗竭，肾阳离绝，阴阳各失其守，呈逆乱崩绝之象。生死关头在厥阴病里往往呈现极端化的表现，作为医生真正把握起来难免力不从心，临床的受挫感也很强。因为多数的厥阴病已经出现了毒邪泛滥成巢的局面，类似于千疮百孔的"蜂窝煤"，与之相伴随的便是正气的耗损至极，笔者将其称为"厥阴堕落型稳态"，整体呈"变态性"推进，甚则最终导致《伤寒论》中"死，不治"的结局。从太阴至厥阴对应的生理年龄段主要集中在老年和暮年时期，在此期间诸多脏气衰败导致的疑难病症亦有明显的高发趋势，如肺癌、肝癌、胰腺癌、心肺衰竭等。

众所周知，恶性肿瘤的本质是一类细胞生长周期异常的疾病。笔者认为，细胞周期功能异常亦即阴盛阳衰的微观表现。阳衰可以看作细胞周期功能失调，人体免疫功能失常；阴盛可以看作细胞的无限增殖与恶性肿瘤的免疫逃避。《素问·生气通天论》有云："阳气者，烦劳则张"，过度烦劳会导致阳衰而阴张；"凡阴阳之要，阳密乃固"，阳不密则阴阳不固；"阳气者，若天与日，失其所则折寿而不彰，故天运当以日光明"，高度评价了阳气对于机体寿命与生命质量彰显的核心调控作用，文中的"天运当以日光明"则明确指出人体生命活动正常而有序的运作机制离不开阳气的温煦与统摄功能。由此我们可以看出阳气在恶性肿瘤防治中的重要作用。

【治法】温补太阴，托透少阴，清宣少阳。

综合《伤寒论》六经辨证的整体观，我们可以比较系统地窥探到：针对癌前病变人群，只要把病人本身所禀赋的不同的太阴能量阈值加以提高，进而带动病人自身不同维度少阴枢机的生运化动，病人自身病理超稳态结构多样的病理基质就可以经由少阳三焦畅达通泄，从而使病人恢复到与个体生理阶段相一致的阴平阳秘的理想体质状态。这便是我们中药免疫疗法癌前介入的核心突破点，我们也由此确立了"温补太阴，托透少阴，清宣少阳"的系统治疗原则。

笔者认为，由《伤寒论》六经辨证确立的"温补太阴，托透少阴，清宣少阳"的治法是《内经》反治法的极致发挥，也是癌前病变这类潜隐能力强、持续时间长、病理稳态明显、病理机制复杂、危害性大且具有逆转可能性的慢性疑难病症的最佳切入点。著名伤寒学者娄绍昆先生也同样认为："反治法的适应证是某些复杂的、顽固的、用正治法虽然辨证无误却治疗无效的疾病。这类疾病往往是一些可逆性的慢性病。它的复杂性表现在临床可见寒热兼夹、虚实错杂、病象丛生。它的顽固性表现在正气受挫，邪毒胶着不去阻滞气机，形成痰、瘀等病理代谢产物。"

七、中药免疫治疗方案概述

【基本原则】

（1）立足伤寒六经钤法，排除非特异性干扰。亦即《素问·至真要大论》所云："知标与本，用之不殆，明知逆顺，正行无问，此之谓也。"

（2）建立并完善相关病房制度，排除时间、空间、医疗条件的局限性。

【代表方剂】

九鼎归宗饮、天一饮。

【服药须知】

九鼎归宗饮、天一饮隔天交替服用；早上9点、下午3点、晚上9点各1次，加热温服；忌口生、冷、水果；治疗期间停用西药；妇女经期不停药。

【九鼎归宗饮加减】

（1）倘若病人出现：白天易嗜睡低迷、体重明显超重、汗出小便异常、既往有皮肤病史、关节肌肉疼痛怕冷、凌晨 3~5 点钟易醒、窦性心律过缓、素有肺系疾病中任意 3 种或 3 种以上情况，酌加麻黄、杏仁。

（2）倘若病人出现：舌下或舌两侧瘀络瘀点明显、身体部位异常刺痛、双侧腹股沟附近明显压痛甚则伴有抵抗感中任意一种或一种以上情况，酌加桃仁。

（3）倘若病人出现腹部胀闷不适，如有气聚抟结不散之感，酌加厚朴；如若伴有明显胀痛感，酌加枳壳。

（4）倘若病人出现：形体羸瘦、营养不良、食欲不振、心下痞闷、气力不足、二便及汗出异常而致阴液耗损较明显中任意两种或两种以上的情况，酌加人参、怀山药。

注：以上配药在病人治疗期间出现明显改善后即可去掉。

【治疗转归】

1. 免疫初期

大多集中在病人开始正式接受治疗 3~6 个月左右内，此期间病人如若出现比较轻微的反应，可以守方不变。也有极少数病人在治疗初期即可发生由免疫初期到免疫抑制期转变的全过程，说明病人自身免疫应答与代偿能力较为灵敏，自身病理稳态程度较轻，遇到这种情况发生时仅需按照治疗转归的基本治疗原则治疗即可。

2. 免疫激期

大多集中在病人开始正式接受治疗 3~6 个月左右后，此期间病人易发生"倒带式反应"，即依靠人体自身强大的生理记忆能力，病人会多次重复出现之前曾患疾病的些许症状，可以撤去天一饮。

3. 免疫调平期

免疫激期过后，注意在病人续服九鼎归宗饮的基础上密切观察，当病人出现典型且比较剧烈的瞑眩反应后，随即可以出现两种不同的转归：对于三阴体质病人，整体反应基本不会过渡到免疫抑制期，此时在继续服用九鼎归宗饮的基础上结合相对应的瞑眩反应基本处理原则继续治疗即可；对于少阳内陷三阴体质者，整体反应基本会向免疫抑制期过渡，且比较剧烈，具体情况参下。

4. 免疫抑制期

对于少阳内陷三阴体质者，病人的瞑眩反应会比较明显，主要集中于皮肤、呼吸系统、消化系统和泌尿系统的急性炎症，此时将九鼎归宗饮中的附子去掉：倘若病人出现口干口渴明显、高热不退，酌加生石膏、知母，伴有不汗出或喘者，酌加麻黄、杏仁；倘若病人出现胸内烦闷扰乱、身体孔窍部位上火、皮肤遍布痘疹、胃内嘈杂上逆反酸并伴有口苦、舌苔变厚变腻变干或变黄、身目发黄、总胆红素或转氨酶升高，酌加生栀子、豆豉，实热或郁热偏重者酌加黄芩、黄连；倘若病人出现大小便不通利、腹部硬满疼痛甚则可触及肿物而拒按，酌加生大黄、芒硝，里实严重且来势猛烈者，酌加甘遂。

值得注意的是，少数病人会因为中药免疫疗法激活人体的生理对抗系统、动摇机体的病理稳态而致使病人潜在诸如原位癌等早期恶性肿瘤提前出现。与常规恶性肿瘤病人不同，这些病人大多都会在恶性肿瘤提前产生的初期即出现身体上的明显不适，这也提示了在治疗期间现代医学的针对性检查及时介入的重要性。早期癌症一经及时发现与确认，为避免延误病人病情，医生应当遵从"标而本之"的临床诊治思路，适当结合现代肿瘤外科切除术及时清除原发灶，术后经络受损与术后后遗症则应优先选用中药进行治疗。

5. 免疫恢复期

当三阴体质病人的免疫调平期与少阳内陷三阴体质病人的免疫抑制期渡过后，可以撤去九鼎归宗饮加减方。恢复期治疗主张从脾阴立法，根据李东垣"阳旺则能生阴血"的理论，同时为避免贼邪死灰复燃之势，处以桂枝汤补虚加味方。

饮食上可摄取适量烂牛蹄与猪蹄筋、小米山药南瓜粥、当归生姜羊肉汤，忌口生、冷饮食及水果。

【瞑眩反应及其基本处理原则】

（1）舌头、脸及四肢发麻或出现过电感。一般主要集中发生在服药初期，是药物搜刮经络的表现，病人多为经络敏感体质，此情况一般不做处理，不适感可在短期内自行消失。

（2）颈肩腰背部僵凝酸痛，关节肌肉疼痛或怕冷。出现此类表现的病人一般有 3 种情况，既往患有风寒湿痹症，或患有慢性肺系疾病，或曾经出现过经络损伤，治疗期间会出现药物修复过程与托邪外出的连锁反应。基本处理原则为先予局部拔罐后局部外涂特制药酒覆被保鲜膜配合局部热敷或温灸，继用针刺松解术，以经筋刺法与五输穴取穴为主。

（3）烦躁不安，频繁上火，以身体孔窍部位为主（眼、耳、鼻、口、喉、二阴）。出现此类表现的病人大部分既往长期情志不遂，传统中医理论认为人体五脏、五志与人体机窍相互连属感召，长期郁滞的不良情绪郁而化火可以加快人体的癌变进程。治疗期间病人过往的怫郁五志可以通过机窍出现"火郁发之"的表现。基本处理原则为宣通郁结、透热转气，合用栀子豉汤。

（4）面部、四肢出现浮肿，小便不易排出。这是治疗期间人体湿邪引动外溢三焦膜膜的表现。基本处理原则为通利水道、去菀陈莝，可持续艾灸双侧三阴交，并配合针刺双侧阴陵泉、双侧三阴交、双侧委阳。另水肿而喘者，酌加麻黄、杏仁，水邪泛滥三焦甚则出现典型胸腔积液表现酌加甘遂。

（5）全身出现瘀斑、丘疹、痘疮或溃疡，尤以面部、四肢为主，少数病人亦会出现在生殖区附近，会伴有不同程度的痛痒感，局部主要表现为红肿热痛。若病人素有皮肤病、关节炎、痛风等表位疾病，这些疾病短期内可能会出现加重。中医经典《黄帝内经》里曾强调过："善治者治皮毛，其次治肌肤，其次治筋脉，其次治六腑，其次治五脏。治五脏者，半死半生也。"传统中医理论认为，久病可由经络传至脏腑，中药免疫治疗的核心便是扶助正气、托透邪气，病人在治疗期间自身机体开始出现正邪交争的层层递进，进而导致邪气逐渐由脏腑传至其相对应经络，最终以人体表位的急性炎症为主要矛盾凸显与透发渠道，完成对疾病消除的动态转化与阴阳调平。基本处理原则为外用特制药酒或中药药膏擦拭患处，针刺八风、八邪，对太阳穴、后背督脉及膀胱经侧线、曲池、阳陵泉、血海、委中及起疹子的部位刺络拔罐放血，风池予以刮痧。

（6）忽然出现异常咳嗽，以午后和夜间较为明显，部分病人会出现喉咙处梗塞感、上冲感和痛痒感。中医经典《黄帝内经》里曾强调过："一阴一阳结，谓之喉痹。"十二经脉中除手厥阴心包经和足太阳膀胱经外，其余经脉均或直接抵达咽喉，或于咽喉旁经过。至于督脉、任脉、冲脉等奇经，也分别循行于咽喉。借助众多经脉的作用，咽喉与全身的脏腑气血发生联系，维持着气机升降出入的正常生理功能。所以通过长期治疗与调理，人体的能量格局一旦发生由否转泰的驱动过程，就会集中反应在喉咙这个经脉气血集中而又位置极为特殊的地方。基本处理原则为针刺列缺、照海、丰隆。

（7）绝大多数慢性心脏疾病病人与心脏伴有潜在风险的病人在治疗期间会出现胸闷气短、心慌心悸、乏力疲劳，甚至伴有不同程度的疼痛感、濒死感与烦躁感。这是治疗期间药势与病势的核心矛盾聚集于厥阴心包附近的焦膜系统，加之病理产物较长时间的积聚，经络淤堵较重，正气来复、逼邪外出时出现了短时间内能量结构凝滞的生理状态。这也进一步提醒我们深入探究癌前病理期与心脏病理期的部分正相关性。传统中医理论认为，心为君主之官，其余分属脏腑可代君主受邪，故心脏本身癌变的情况在临床中十分罕见，但这却不能屏蔽掉癌变在人体内发生的可能性。基本处理原则为嘱咐病人舌下含服麝香保心丸或口服通心络胶囊，并合用重剂通脉四逆汤，配合适当的吸氧治疗。针刺病人双侧内关，施以手法后向对侧外关透刺，尺泽青筋处刺络放血，膻中、胸痛胸闷后背对应放射区予以拔罐，关元予以温灸。

（8）一定疗程后部分病人会出现头晕目眩、头痛难忍、恶心乏力的表现，甚者卧床不起，高血压和低血压的病人都有可能会伴有血压的明显波动。传统中医理论认为，头为清窍，是人体的诸阳之会。治疗期间气血涌动涤荡重新深度修复人体格局时，可能会重新进入中医认为的原始混沌境界，在此期间，邪气上逆则会引起血压的明显升高而头痛头晕，死阴浮外则会引起血压的明显降低而恶心乏力。由此我们也可以进一步探究，治疗期间血压的波动可能是人体内部正邪相抟气血涌动的一种外在表现形式，故而病人的癌前病理状态也应与血压有着特殊的病理联系，即癌症的发生过程可能会引起血压的异常波动，而不同的血压异常持续状态也会引起病人呈现出不同的癌变方向性。基本处理原则为针对血压明显异常者，针刺双侧人迎，血压高者配以合谷、太冲，百会放血，血压低者配以曲池、足三里，温灸百会。头痛者针刺百会，配以双侧太阳、印堂拔罐，以局部紫红为度，外加双侧风池刮痧（手法从上往下）。恶心乏力者针刺双侧内关、中脘。

（9）服药期间出现类似感冒的症状。六经皆有表证，外感是表证中最具典型性的病理雏形，治疗期间机体可多次通过表证的生理反馈与连锁反应而实现人体免疫系统的规律性更新与修复。以发热为例，发热主要是为了提高机体的代谢率，它实际上是 EP分子在交叉促进与帮助体内免疫系统良性应激过程中的一个附属生命活动，促进免疫应答是其核心目的，一旦出现了在临床治疗中可控、可操作的正邪交争的"调定点"，我们就会有更大的治疗契机与把握。所以，促进人体正气恢复、自我排邪的趋势是中医治疗任何疾病的关键。基本处理原则为立足六经辨证，顺应人体排病之势，随证治之。

（10）忽然腹中疼痛或腹内寒热不调，病人矢气泄泻频频，甚者恶心呕吐、不欲饮食或出现身体眼目发黄。这是因为治疗期间正气来复通过逆向主动调节将人体经脉和脏腑内潜伏已久的浊阴之邪通过三焦膜腠代谢化动到消化道而排出（脾胃中土，万物所归）。这本身与消化道消化、吸收的功能与作用方向完全相反，所以人体为了顾全疾病主要矛盾和疗程转归态势，会暂时屏蔽消化吸收的生理过程，专注于给邪以出路，自然也就会出现不欲饮食、恶心呕吐下利的反应，短期内会出现面黄肌瘦（部分病人亦会出现"阴黄"，此类病人大多肝脾运转功能很差，可能有消化系统的癌变隐患），犹如大病一场。传统中医理论认为脾胃是人体最核心的枢纽，脾胃中气带动四维阴阳升降。而大多数病人在得病时的身体状态都是中国上古经典《周易》里所讲的"否卦"之象。通过长时间治疗量变引起质变的过程，"否极泰来"的能量格局在体内的巨变也一定会出现"盘古开天地"的效应，病人也必然会"大死一番"，而后"浴火重生"。基本处理原则为针刺合谷、内关、曲池、阳陵泉、阴陵泉、足三里、上巨虚、下巨虚、丰隆、三阴交、太冲，温灸中脘、天枢、关元，腹部疼痛后背对应放射区予以拔罐。

（11）Ⅱ型糖尿病病人的尿糖、血糖指标可能会升高。现代病理学认为Ⅱ型糖尿病是诱发癌症的非典型性病理稳态基础。越来越多的证据表明，糖尿病与癌症的关系密切，可增加患癌的风险。结合癌前病理分析，我们逐步意识到Ⅱ型糖尿病的核心病机为脾阳虚衰、气血失运带动人体气机失常、相火不位。治疗期间由于元气蓄积、脾阳复苏，病人则会出现体内气火化动，在此自我修复期间，病人的血糖呈现出与血压波动相类似的表现。基本处理原则为益脾固肾，和解胆枢，可予以温灸大包，针刺阳陵泉、阴陵泉、三阴交、太溪、太白，可呈阶段性持续治疗。

（12）二便会出现暂时异常，妇女月经也会出现异于往常的表现。大小便是机体病理产物外排的主要通道，传统中医理论认为二便与五脏六腑的正常气化功能有着极为密切的联系，故而治疗期间人体脏腑气化功能的调平与恢复会间接引起二便出现异于常态的表现。月经是女性异于男性的独特生理排邪渠道，传统中医理论认为月经与冲脉、任脉、足阳明胃经、足厥阴肝经、足太阴脾经、足少阴肾经等有着密切的生理与病理联系，故而妇女的月经正常与否直接关系到女性体内气血代谢及正邪盛衰的情况，加之月经期间不停药的基本治疗原则，故而会出现治疗期间月经出现异于常态的生理性反应，由于其本质归于治疗期间正治与反治的双向调节，故而不作病态看待。基本处理原则为大便秘、排出困难者针刺天枢、足三里、丰隆。月事疼痛者方中加大芍药用量，外配疼痛后背对应放射区拔罐，同时针刺三阴交。

（13）无精打采，慵懒无力，异常困倦。这是治疗期间阴阳各归其位后身体出现的"休养生息"表现，病人平日的虚性亢奋得以平潜，避免了人体气血不必要的透支与浪费。基本治疗原则为屏蔽掉外界一切干扰，给予身体充分的休息。

（14）对于许多内心世界充满暗能量的病人，治疗期间可能会出现频繁做噩梦的情况，病人梦到的大多是曾经经历过的阴影或是一些比较诡异的事物，有的甚至会出现身心各种原始压力的强烈释放。这就好比阴霾弥漫的冬天遇到了当空烈日，烧灼僭上阴尽，就会出现象征性的"排邪反应"。这期间如果配合适当的心灵疏导，将会起到事半功倍的治疗效果；反之，如果受制于自己的原生阴影而不敢去正视，治疗效果也会大打折扣。我们也发现，在阴影疗愈中病人的立场会不停地将心理动力带到表面，这些大多都是一些原生的恐惧、贪婪或愤怒，治疗会更容易渗入并发挥功效。这两个过程的相互作用发挥的影响，要比只运用其一而否定另一种方式带来的效果深刻得多。最终我们得出结论：充分暴露矛盾，并将其充分理解与审视，这才是疗愈的根本，而不是一味地逃避与掩盖。而纵观我们中药免疫疗法的癌前介入过程，其核心技术思想也不外乎于此。基本处理原则为结合藏密佛教金刚乘的自他交换法。

（15）出现时间规律性发作的病症与反应。传统中医理论中十二经脉的气血流注都有其特定的对应时间区段，这也决定了治疗期间不同脏腑所属经络可能会出现当令循行所伴随的人体自我修复过程，这也暗含了中药归经理论的部分实存性与规律性。基本处理原则为"病时间时甚者取之输"，即对于时间规律性发作的病理表现可选择发作时间相对应当令循行经络的五输穴中的输穴进行针刺治疗。注：以上所列为瞑眩反应最基本的几种常见情况，因病人的病理基础与病理发展态势不同，临床上亦会伴随出现其他个体特异性反应，基本处理原则可结合六经辨证进行顺势治疗，并充分利用好针灸等外治法的优势，同时要充分权衡中西医诊断与治疗方面的差异性，排除西医病理与诊断对中医治疗的干扰，明晰六经转归至理和中药的特殊属性。

瞑眩反应期间，病人不察、心生胆怯而不配合以及医者胸无定见、治无章法是临证的两大难关，也是临床压力的核心聚焦处。做好医患交流与临床技术的严密落实与高水准提升工作显得尤为重要。结合笔者个人教训，常年积聚在体内的疾病隐患由于被来复之正气所逼，自然无法继续"作祟藏匿"下去，加之疾病"魑魅魍魉"的属性，反而会利用人体正气来复的"瞑眩反应"以动摇病人治疗过程中的正念，甚至会转而采用助长邪气的治疗方式，邪气一旦得到稳固，正气一旦再次遭到打压，病人就会再次深陷之前的病理稳态，甚至身体状况比之前更差。这与恶性肿瘤的经典生物学行为——免疫逃避的作用机制如出一辙。

由此可见，中药免疫疗法的癌前介入对于一个临床医生的心智考验与技术要求极大，加之医患协作方面的复杂性、严谨性与较长时间的临床疗程，注定将成为一个难度极大、跨越性极强的综合性临床医学大型学科。

八、癌前病变的心理社会干预

笔者认为，外在的健康本质上是内在生命力的体现，而许多诸治不愈的疾病背后，大多都会有一个顽固不化的灵魂。同理，个人的生活方式决定健康状态。根据原卫生部相关资料统计，自20世纪90年代后期以来，以慢性病为主生活方式病的死亡人数占总死亡人数的70%以上。恶性肿瘤的新发率与死亡率之高一直是盘踞在21世纪人类生命健康工程之上的挥之不去的巨大阴影，这种"新生物"的骤然突起与凶猛之来势暗合了当今人类社会生活方式的诸多隐患。

诸如食饮五味的极度失衡状态，《素问·生气通天论》明确指出："阴之五宫，伤在五味……是故谨和五味，骨正筋柔，气血以流，腠理以密，如是则骨气以精，谨道如法，长有天命。"反观当下社会，烧烤、麻辣烫等"腐败肠胃"之品随处可见，"膏粱厚味"逐渐替代五谷杂粮成为了人们的正餐，水果冷饮等"闭阻脉门"之物成为了茶余饭后的消遣之品，大量吸烟与酗酒，工作阶层高压力状态下的一日一餐到半夜盛行的夜宵，食品添加剂与地沟油的肆行……这些都明显加重了消化系统肿瘤的发病风险。

笔者在日常生活中也发现，现代人群中绝大部分健身爱好者都会选择夜晚进行运动，殊不知《素问·生气通天论》有云："阳气者，一日而主外，平旦人气生，日中而阳气隆，日西而阳气已虚，气门乃闭。是故暮而收拒，无扰筋骨，无见雾露，反此三时，形乃困薄。"夜晚肆意挥霍与透支内敛之阳气实为不当之举，长此以往易导致内伤虚劳，即便形体肌肉丰硕，但内在经络脏腑却早已形容枯槁。这也进一步解释了为什么很多人长期健身却又罹患诸多慢性大病，而类似的病人笔者于临证中屡见不鲜。

又如现代人折耗心力、极度焦虑的心理状态，笔者在临证过程中也真切感受到了绝大多数病人低层次与高负压的精神状态，正如Woody Allen所说："我不生气，但我以生肿瘤来替代生气。"从现代流行心理学的观点来看，焦虑消极的情绪会导致疾病的形成。Hagnell对2550名健康人进行了为期10年的前瞻性人格研究，发现情绪不稳、易抑郁、不善于表达、转而退缩的人易患肿瘤，他称其为典型的癌前期性格。Temoshok等提出肿瘤易感性行为特征——"C 型人格"，符合这种人格特征的人被形容为：外表看上去平静，内心却压抑着许多痛苦的情感；生理上对外界环境的刺激反应强烈，在心理感受上却比较平淡。这种对情绪的压抑、不外泄，有可能通过躯体化的形式表现出来。"最好是成为自由本身，而不只是去瞻仰它，而你的药物不能把你变成自由"，这是笔者临证中经常对病人强调的一句话。

由于癌前病变本身是一种慢性病理代偿期，此种病理稳态的形成与病人自身的生活方式有着极为密切的联系。病人经过免疫疗法的系统治疗后，身体虽回复阴平阳秘的理想状态，但并非肿瘤防治结果上的一劳永逸。在后期康复与随访过程中，医生务必要落实并完善好相关医嘱和宣教体系，病人务必要彻底改变之前的长期不良生活方式与习惯，有关部门也应做好肿瘤防治的心理社会干预工作与健康科普工作，如此恶性肿瘤的中医药防治网络与防治能力方能实现根本突破。

九、结语

纵观全文，笔者尝试了以中医经典《伤寒论》为临床启发与切入点，并结合六经整体权变思想、《内经》反治法、后世各家学派与西医学病生理有关内容，从中发掘癌前病变的病能驱力与本质规律，从而钤以"温补太阴、托透少阴、清宣少阳"的核心基本治法，并按照体质与症候群分类的方法将临证分期、分型、转归及基本处理方式述以大概，将最核心、系统的临证单元与相关技术支持呈现给读者。整套方案避免了现代中医临证流于玄化、模糊、泥古、俗套之嫌，将钱学森"现代医学中医化"发挥得淋漓尽致，以全观的学术视野和笃实的学术责任感铸就了理想的临床高度。笔者坚信，随着整套方案与临床科研的推进，中医药的独特优势与魅力将不仅会带给肿瘤学界一股飒爽清风，更会以其大道至简而又不可思议的哲学思维与实证价值感动整个世界。

最后，笔者欲借唐朝李贺所作《雁门太守行》中"黑云压城

城欲摧，甲光向日金鳞开"与宋代陆游所作《游山西村》中"山
重水复疑无路，柳暗花明又一村"二句经典诗词与中医临床人共
勉，生命临床医学极为复杂而又艰深，而随之伴随的苦涩虚乏之
感亦为医学工作者们所皆知，也正是在这种未知黑夜中，我们才
得以燃生对光明的渴望，由此祖先的宝贵智慧千年来一直幽微泛
烁的火花成为了我们中医人照亮全世界的自信源泉。

（张耕铭　王诗源）

参考文献

［1］程书钧. 癌前病变和癌前疾病［M］. 郑州：河南科学技术出版
　　社，2017：1-2.

［2］程书钧. 癌前病变和癌前疾病［M］. 郑州：河南科学技术出版
　　社，2017：2-3.

［3］娄绍昆.《内经》反治法新探［J］. 南京中医药大学学报，1991
　　（3）：135-137.

［4］陈立华等. 通阳助阳法治疗乙型肝炎初探［J］. 中医杂志，1986，
　　27（1）：27.

［5］娄绍昆.《内经》反治法新探［J］. 南京中医药大学学报，1991
　　（3）：135-137.

［6］娄绍昆.《内经》反治法新探［J］. 南京中医药大学学报，1991
　　（3）：135-137.

［7］马跃荣，苏宁. 病理学［M］. 北京：人民卫生出版社，2016：
　　263-265.

［8］王冠军，赫捷. 肿瘤学概论［M］. 北京：人民卫生出版社，2013：
　　251-257.

经方

教学体会篇

中医经典名方导入法在《中医内科学》教学中的应用探讨

　　《中医内科学》是中医学主干学科之一，主要是研究疾病的病因病机和辨证论治的一门课程，目前《中医内科学》教学大纲主要涵盖40多个常见病种，理论授课约100学时左右，每个病种都需要介绍概念、文献沿革、病因病机、诊断要点及辨证分型论治五个主要内容等。其课堂理论教学安排基本比较固定，按照以上五个模块的内容按部就班进行，且很多内容如病因病机和证候分型部分与《中医基础理论》《中医诊断学》等课程内容重复，此外不同疾病之间也有交叉重复的内容。容易使授课教师被这种内容安排模式固定，学生也易于产生自己自学也能学会的想法。如何使《中医内科学》理论知识与临床紧密结合，培养学生中医临床辨证思维和中医科研创新思维，是《中医内科学》教学方法改革的重要命题。

　　笔者在近年《中医内科学》教学工作中，应用中医经典名方导入教学法，取得了较好的效果。中医经典名方主要是以《伤寒论》《金匮要略》所载方剂为主，也包括后世方书如唐代《备急千金要方》、宋代《太平惠民和剂局方》等，其组方简明，配伍巧妙，疗效突出，在临床上应用非常广泛。应用中医经典名方导入教学法，对帮助学生理解《中医内科学》的病证和拓宽学生的中医临床视野和培养科研思维，提高学生辨病和辨证相结合的中医临床能力都具有重要的作用和意义。现就其导入应用的手段和意义进行探讨。

一、中医经典名方的导入来源

（一）《伤寒杂病论》中医经典名方导入法

1.基本相同的病证经方导入

　　《伤寒杂病论》分为《伤寒论》和《金匮要略》两部分，其中《金匮要略》在体例上以脏腑为纲领辨杂病，这与《中医内科学》按照五脏系统分类一致，其所述杂病以中医内科疾病为主病，同时，《金匮要略》与《中医内科学》都是中医专业本科生的考试课。二者讨论的病种及方药相当部分是相同的，加之开课的时间临近或一致，可将二者相关的疾病进行对照，选用《金匮要略》中对应的病证经方条文直接导入《中医内科学》的教学中，如《肺痿肺痈咳嗽上气病脉证治》中的经方就可以作为《中医内科学》中"肺痿""肺痈""咳嗽"病证的导入经方；《胸痹心痛短气病脉证治》中的瓜蒌三方，可以作为《中医内科学》中"胸痹"的导入经方；此外《中医内科学》中脾胃系相关病证如胃痛、痞满、呕吐、呃逆可以直接使用《腹满寒疝宿食病脉证治》《呕吐哕下利病脉证治》中的相关经方。其主要对应的病证及经方见表3。

表3 《中医内科学》病证和《金匮要略》可对应病证导入示例

《中医内科学》病证	《金匮要略》	导入中医经典名方
痹证、痉证、腰痛	痉湿暍病及历节病、肾着病	麻黄加术汤、麻杏薏甘汤、防己黄芪汤、甘姜苓术汤及3个附子汤等
疟疾	疟病	鳖甲煎丸、白虎加桂枝汤
虚劳	血痹虚劳	黄芪桂枝五物汤、小建中汤、肾气丸、大黄䗪虫丸等
脾胃系病证	腹满寒疝宿食病及呕吐哕下利病	大柴胡汤、大承气汤、大建中汤、大黄附子汤、吴茱萸汤、半夏泻心汤、大小半夏汤等
肺系病证	痰饮咳嗽病、痰饮咳嗽病及痿肺痈咳嗽上气病	麦门冬汤、甘草干姜汤、葶苈大枣泻肺汤、桔梗汤、射干麻黄汤、厚朴麻黄汤、苓桂术甘汤、小青龙汤等
心系病证	胸痹心痛短气病	瓜蒌薤白白酒汤、瓜蒌薤白白酒汤、枳实薤白桂枝汤等

《中医内科学》病证	《金匮要略》	导入中医经典名方
肾系病证	水气病及消渴小便不利淋病	防己黄芪汤、越婢汤、防己茯苓汤
黄疸	黄疸病	茵陈蒿汤、茵陈五苓散、桂枝加黄芪汤、栀子大黄汤
血证	惊悸吐血下血胸满瘀血病	柏叶汤、赤小豆当归散、黄土汤及泻心汤

2. 症候相同的病证经方导入

对于《伤寒杂病论》中的一些与《中医内科学》病证"同症"经方也可以选用，其中如《伤寒论》是以六经为纲，没有直接对应《中医内科学》病证，但是根据仲景"但见一证便是，不必悉具"的辨症与辨证互参观点，可以将其中对应的同症经方进行导入，如"当归贝母苦参丸"，此方虽属《金匮要略·妇人妊娠脉证并治》治"妊娠小便难，饮食如故"的"当归贝母苦参丸"，此方虽属妇人杂病的内容，但其有小便难的症状，也可以在《中医内科学》淋病或者癃闭的教学中导入，再如《伤寒论》"干呕吐涎沫，头痛者，吴茱萸汤主之"则可以在《中医内科学》头痛一节的教学中导入，现总结《中医内科学》病证和《伤寒杂病论》中同症经方条文导入示例见表4。

表4 《中医内科学》病证和《伤寒杂病论》中同症经方导入示例

《中医内科学》病证	同症经方条文
眩晕	①起则头眩，脉沉紧……身为振振摇者，苓桂术甘汤主之。 ②头眩，身𥆧动，振振欲擗地者，真武汤主之。
喘证	①喘冒不能卧者，有燥屎也，宜大承气汤。 ②利遂不止……喘而汗出者，葛根黄芩黄连汤主之。 ③喘家作桂枝汤，加厚朴杏子佳。 ④喘冒不能卧者，有燥屎也，宜大承气汤。

《中医内科学》病证	同症经方条文
呕吐	①渴欲饮水，水入则吐者，名曰水逆，五苓散主之。 ②妊娠呕吐不止，干姜人参半夏丸主之。 ③胃中虚，客气上逆，故使硬也，甘草泻心汤主之。 ④妇人乳中虚，烦乱呕逆，安中益气，竹皮大丸主之。 ⑤太阳与阳明合病，不下利但呕者，葛根加半夏汤主之。 ⑥太阳与少阳合病……若呕者，黄芩加半夏生姜汤主之。 ⑦胃中有邪气，腹中痛，欲呕吐者，黄连汤主之。 ⑧寒格，更逆吐下，若食入口即吐，干姜黄芩黄连人参汤主之。 ⑨食谷欲呕，属阳明也，吴茱萸汤主之。 ⑩伤寒解后，虚羸少气，气逆欲吐，竹叶石膏汤主之。
不寐	①伤寒下后，心烦腹满，卧起不安者，栀子厚朴汤主之。 ②大汗出，胃中干，烦躁不得眠……若脉浮，小便不利，微热消渴者，五苓散主之。 ③产后腹痛，烦满不得卧，枳实芍药散主之。 ④少阴病，得之二三日以上，心中烦，不得卧，黄连阿胶汤主之。 ⑤虚劳，虚烦不得眠，酸枣仁汤主之。 ⑥伤寒下后，心烦腹满，卧起不安者，栀子厚朴汤主之。 ⑦发汗吐下后，虚烦不得眠，若剧者，必反复颠倒，心中懊恼，栀子豉汤主之。
癫狂	①胸满烦惊，小便不利，谵语……柴胡加龙骨牡蛎汤主之。 ②太阳病不解，热结膀胱，其人如狂……宜桃核承气汤。 ③防己地黄汤治病如狂状，妄行独语不休，无寒热，其脉浮。

此外，可以根据病证的涵义，导入经方，如郁证一节，可以导入《百合狐惑阴阳毒病证治》的百合地黄汤、甘草泻心汤；还

可以导入《妇人杂病脉证并治》的治疗梅核气之半夏厚朴汤和治疗脏躁之甘麦大枣汤。

还有既有相同病证经方也有同症经方，如黄疸一节，既可以选用《黄疸病脉证并治》中的茵陈蒿汤、栀子大黄汤和茵陈五苓散，也有同症之经方如：伤寒瘀热在里，身必黄，麻黄连轺赤小豆汤主之；伤寒身黄发热，栀子柏皮汤主之；太阳病，身黄，脉沉结，少腹硬，小便不利者，为无血也。小便自利，其人如狂者，血证谛也，抵当汤主之。再如癃闭一节，即可以选用《消渴小便不利淋病》的五苓散、栝楼瞿麦丸及猪苓汤等经方，还可以选用同症之经方如：小便难，时复冒者，与茯苓桂枝五味甘草汤；虚劳腰痛，少腹拘急，小便不利者，八味肾气丸主之等。

（二）选取《中医内科学》相关病证的中医经典名方导入

从中医古籍如《脾胃论》《内外伤辨惑论》《验方新编》《备急千金要方》《血证论》《医学心悟》《太平圣惠方》《证治准绳》《太平惠民和剂局方》《普济方外台秘要》等，搜集《中医内科学》各系病证的中医经典名方，如胃痛一节，可以选用《医学心悟》治胃脘痛但停食一症，用神术散。泄泻一节，可以选用《医学心悟》止肾泻如神之加味七神丸。胁痛一节，可选用《医学心悟》柴胡疏肝散治"左胁痛"，推气散治"右胁痛"，栝楼散治"肝气躁急而胁痛，或发水疱"。腰痛一节，可选用《兰室秘藏》治因劳役腰痛如折沉重如山之独活汤。痢疾一节，可选用《兰室秘藏》治"肠下血、湿毒下血"之"槐花散"，治"肠下血或血色紫黑，腹中痛，腹皮恶寒喜热物熨之"之"益智和中汤"和治"湿热恶痢血痢频并窘痛无问脓血并皆治"之"芍药柏皮丸"。

（三）选取《中医内科学》相关病证的中医经典名方应用验案导入

可以直接从《医学衷中参西录》《临证指南医案》《续名医类案》等名家医案著作中找典型的中医经典名方医案。也可以从中国古籍中医古籍阅读及全文检索数据库、中医药在线、中医 E 百、中医宝典等数据库中，挖掘医案验案医话等进行导入，如"癃闭"病证，找到"李东垣治长安王善夫，病小便不通"案例（《古今议案按》），本案例应用的是中医经典名方"通关丸"；"水肿"一病，可以找到"男子阴囊肿状如水晶"案例（《薛氏医案》），本案例应用的是中医经典名方"导水丸"等。腰痛一节可导入"露宿寒湿之地，腰痛不能转侧，两胁搐急作痛已经月余不愈矣"案例（《兰室秘藏》），本案例应用的是中医经典名方"川芎肉桂汤"。

二、中医经典名方导入法的具体应用方法

（一）中医经典名方直接导入应用法

中医经典名方直接导入应用法是一种直观的方法，选择与教材疾病的标准证型相近似，且具有明确的指向性的病案，通过案例学习，达到提高学生辨证论治能力的目的。《中医内科学》中的病证主要教学内容包括病证的文献沿革、病因病机、诊断要点和辨证论治四部分内容，其主要应用在辨证论治的证治分类的学习中，根据具体的证型，将中医经典名方验案或《伤寒杂病论》对应的病证经方，进行讲解和介绍，可以要求学生分析所涉及的中医经典名方是否符合教材上所列的证型之一，如果没有包含在教材所列证型之中，那就分析该经方的证型及治法。如《一得集》中用补中益气汤治疗小便不通验案，本案例符合癃闭一节辨证论治中的"脾气不升证"，因前医滋阴漫补致清阳愈陷，后以补中益气汤升清降浊取效，该病例使学生对癃闭的脾气不升证型辨证有了更深刻的理解。

水肿一节中的证型分类为：阳水（风水相搏、湿毒浸淫、水湿浸渍、湿热壅盛）及阴水（脾阳虚、肾阳虚和水瘀互结），而导入的宋《太平惠民和剂局方》卷八方之三白散主治小儿初患四肢及阴囊浮胀，则为膀胱蕴热、风湿相乘者，使学生能够理解书中所分证型，可以并见或兼见。

（二）中医经典名方拓展导入应用法

1. 让学生根据经典名方探讨本方所符合的症候分型

如癃闭一节，导入"当归贝母苦参丸"。此方虽属《金匮要略·妇人妊娠脉证并治》治"妊娠小便难"，但让学生课后查阅知网文献资料，找到本方在临床上可以治疗哪些肾系病证。再如《医学心悟》治"肝气躁急而胁痛，或发水疱"之栝楼散，此胁痛之证，是否属于现代临床发于胸胁部之带状疱疹。《中风历节病脉证并治》所述中风是"外风"，而《中医内科学》中风病机则为脏腑阴阳失调，血随气逆，肝阳暴张，内风旋动，夹痰夹火等，因此对于《金匮要略》中风"正虚邪中"理论及所附经典名方在临床上的应用情况进行探讨。

2. 让学生分析《中医内科学》病证是否完备，有无补充

如在"淋证"一节中的忌汗、忌补之说，《金匮要略·消渴小便不利淋病脉证并治》说："淋家不可发汗。"《丹溪心法·淋》说："最不可用补气之药。"但如何理解《内经》"中气不足，则溲便为之变"和《本草经解》"淋露不止，阳气虚下陷也，阳者胃脘之阳也。辛温益胃，胃阳充而淋露止"所述之中阳不足之淋证？能否找到符合此种证型的中医经典名方？

3. 让学生课后收集《中医内科学》病证相关的中医经典名方

将《中医内科学》病证相关的中医经典名方的收集作为学生课后作业或者中期考核的内容。如布置学生针对某一《中医内科学》病证进行中医经典名方的收集，包括《伤寒杂病论》的相关方证条文，或者古籍名方、案例、验案或医话等；也可以让学生针对一本古籍中所包含的典型《中医内科学》病证相关的中医经典名方进行汇总。一方面使学生在收集案例或者经方的同时，培养提高其独立学习的能力，并锻炼学生查阅文献和整理文献的能力；另一方面可以将学生收集的经典名方进行甄别、比较，也可以丰富教师《中医内科学》中医经典名方备课资料库。

4. 让学生根据中医经典名方拓展思考尝试进行学术论文的写作

可以在中医经典名方拓展导入教学中，鼓励和引导学生找到研究的点，并进行文献查阅，尝试将其找到的问题进行论述，尝试学术论文的写作。如在癃闭一节，通过导入《圣济总录》治产后小便不通之黄芩汤方；《玉机微义》中黄芩清肺饮治肺燥小便不通；《癃闭专辑》治疗"人有小便不出，中满作胀，口中甚渴，投以利水之药，不应。以为膀胱之火旺也。谁知是肺气之干燥乎"用生肺散（生脉散加黄芩），让学生考虑癃闭之益肺生水的治法及对此三首经方中均有黄芩用法的思考。

再如黄疸一节，导入《圣惠方》中治劳黄"心脾热壅，皮肉面目悉黄"之秦艽散，治胆黄之车前子散（亦含秦艽）；《普济方》中治阴黄"不欲闻人言，小便不利"之秦艽汤；《圣济总录》治急黄"面目如金色，烦渴饮水"之升麻汤，让学生课后从知网查阅秦艽治疗黄疸的相关临床及机制研究，指导学生独立完成一篇学术论文。

三、中医经典名方导入法应用意义

（一）加强学生对《中医内科学》理论内容的理解及中医临证思维

在《中医内科学》教学中应用中医经典名方导入法，可以加深学生对理论内容如辨证分型等知识的理解，如对厥证一节，导入"补中益气加肉桂"治疗"忽咽喉肿闭，不省人事嘴促痰通，汗出如水，肢体软"之厥证验案（《续名医类案》），就可以加深学生对气虚厥证的理解；再如《续名医类案》薛立斋治一妇人，腰痛三年矣，每痛必头晕目紧。薛以为肝脾气虚，用补肝散而愈。本案例中的肝脾气虚之证，则不包含在《中医内科学》的腰痛一节的证治分型中。这样就让学生拓展了临床视野，让学生在理论学习的过程中学会辨病和辨证相结合的中医临床思维。

（二）提高学生对中医典籍的兴趣

中医经典古籍博大精深，经典教学是中医院校教学重点也是难点，应该培养学生主动学习的兴趣，因此需要在传统教学的基础上发挥创新性，通过把《伤寒杂病论》《验方新编》《备急千金要方》《血证论》《医学心悟》《太平圣惠方》《证治准绳》《太平惠民和剂局方》等经典中医著作中的经典名方、验案导入到《中医内科学》的课堂学习中，使学生认识和了解了古籍，拉近了学生和经典著作的距离，同时，通过布置学生课外收集中医经典名方，使学生能够主动涉猎、学习各种中医典籍，真正地去多读书，学懂弄通问题。激发学生对中医经典名方的研究热情，调动学生"学经典，教经典"的内在积极性。

（三）提高学生的科研思维能力

如《中医内科学》自汗盗汗一节，书中仅列肺卫不固、心血不足、阴虚火旺和邪热郁蒸四个证型，而经方中多有"但头汗出""手足濈然汗出"等，引导学生考虑是否可以进行这种局部汗证的文献研究或临床研究。

再如《中医内科学》不寐一节，可引导学生将其所列诸证与张仲景治疗虚烦不眠的三个代表经方：栀子豉汤、酸枣仁汤、黄连阿胶汤分别所主的方证病机进行分析思考。

再如《中医内科学》眩晕一节，因眩晕症作为高血压病的主要症状，探析其病因病机及其治疗对于高血压病的治疗有重要的指导意义，如先让学生找到《伤寒杂病论》12首眩晕经方，然后将每一个经方在知网上检索，是否在临床用于高血压病的文献研究，最终得出张仲景对于眩晕一证主要从痰饮立论，选取的药物多属淡渗利湿、燥湿利水之品，经现代实验或药理研究多具有降压作用，对后世高血压的临床治疗有重大的指导作用。见表5。

表5 《伤寒杂病论》有关"眩晕"症状的经方列表

表现	经方
冒	大承气汤
起则头眩	苓桂术甘汤，葵子茯苓散
目眩	小柴胡汤，桂枝加龙骨牡蛎汤，苓桂术甘汤
头眩	真武汤，桂枝芍药知母汤
眩	甘草干姜汤
冒眩	泽泻汤，茵陈蒿汤
眩悸	小半夏加茯苓汤
癫眩	五苓散

（四）提升《中医内科学》教师备课质量及教学能力

《中医内科学》教师一般都来自临床一线，工作比较繁忙，教学相长，中医经典名方导入法要求教师必须要在《中医内科学》教学中，充分备课，每节课之前都要熟悉导入的案例、经方，并对导入的方法进行思考，找到与学生进行互动的环节，设计如何给学生找到思考研究的问题，挖掘学生对经典著作、临床技能和科研思维培养的兴趣。这次过程中，也拓展了老师的教学思路，能激发教师自身对于学习中医经典的兴趣，提高教师的中医临床实践能力。

中医经典名方导入法在《中医内科学》教学中的应用，使学生对病证有了更为直观的认识和理解，能够使学生的理论学习与临床思维紧密衔接，培养学生辨证论治思维方法和临证辨证思维的能力。此外，国家中医药管理局会同国家药品监督管理局制定《古代经典名方目录（第一批）》，意味着中医经典名方的研究与发展也成为中医药发展的重点领域。中医经典名方在《中医内科学》中的导入介绍，使师生双方都能更直观地学习经方的临床应用，探索经方科研动向，不但能够提高《中医内科学》教学质量，而且也是培养 21 世纪中医药人才的有效途径之一。

（庄子凡　王向莹　王诗源）

参考文献

［1］郝瑞春.《中医内科学》教学方法探讨［J］. 中医药导报，2011，17（01）：110-112.

［2］何怀阳，张小萍，刘中勇，等.《中医内科学》课程教学改革的探索与研究［J］. 辽宁中医药大学学报，2011，13（07）：86-88.

［3］向赤霞. 中医内科学教学方法的思考［J］. 才智，2017（23）：128，130.

［4］郭晓东.《金匮要略》与《中医内科》教学区别刍议［J］. 辽宁中医学院学报，2006（03）：136.

［5］赵加泉. 创新教学模式培养学生的创新意识和能力——中医内科学案例教学法探讨［J］. 中医教育，2000（04）：34-35.

［6］刘彦晶. 案例式教学在中医内科学教学中的探索与实践［J］. 中国中医药现代远程教育，2012，10（15）：75-76.

《伤寒杂病论》与《中医内科学》互参对临床黄疸分型辨治意义的探讨

一、黄疸的含义

黄疸的含义有二，第一，狭义的黄疸，指以目黄、身黄、小便黄为主症的一组病症，以目黄为本病的主要特征，临床上常与胁痛、积聚、鼓胀等病证并见。中医学狭义的黄疸与现代医学所述黄疸意义相同，涉及西医学中肝细胞性黄疸、溶血性黄疸及阻塞性黄疸，多由急慢性肝炎、肝硬化、胆囊炎、胆结石、钩端螺旋体病、蚕豆黄、某些消化系统肿瘤等急、慢性疾病引起，是一种常见病、多发病；第二，广义的黄疸，《说文》："疸，黄病也。此处"疸"为"黄病"义，包括狭义的黄疸与发黄证，发黄证即是萎黄，主要指面色黄，不一定见目黄、小便黄。据张丽艳等辨析,《金匮要略》中的"黄疸病"是广义的，故本篇以广义黄疸做论述。

二、黄疸的病名及病因治则

《内经》中即有对黄疸的病名和症状描述的记载，如《素问·平人气象论》说："溺黄赤安卧者，黄疸……目黄者，曰黄疸。"

张仲景对黄疸病有全面的认识和治疗经验。《伤寒论》中对黄疸的描述有"面目及身黄""身必发黄""身黄""身目为黄"等，多由外感病误治后引起，少数由外感病直接发展而来;《金匮要略》将黄疸病分为黄疸、谷疸、酒疸、女劳疸和黑疸五种证型，认为黄疸发病与感触外邪、内伤酒食、房劳虚劳等病因有关，并在《腹满寒疝宿食病脉证治篇》中提及萎黄病："病者萎黄……利不止者死。"《伤寒论》及《金匮要略》中提到的黄疸病涉及郁热、湿热、寒湿、虚寒、瘀血、水饮等多种病机，其中湿在发病中占了主导地位，如仲景言："黄家所得，从湿得之。"在黄疸病的治疗上，张仲景提出"诸病黄家，但利其小便，假令脉浮，当以汗解之"的治疗大纲，记载了茵陈蒿汤、茵陈五苓散、茵陈术附汤、栀子大黄汤、大黄硝石汤等经方，至今仍在临床广泛应用。后世医家辨在表在里、辨湿热轻重、辨寒热虚实等黄疸病辨证思路，及利尿、化湿、解表、攻里、清热、活血化瘀、温中补虚等黄疸病治疗原则，皆渊源于仲景。

《中医内科学》将黄疸与萎黄分节论述。《中医内科学》认为黄疸发病以外感湿热疫毒、内伤饮食劳倦及病后续发为主要病因，对黄疸病机的认识上继承张仲景"从湿得之"的思想，辨证以阴阳为纲：阳黄以湿热、疫毒为主，分为热重于湿、湿重于热、胆腑瘀热、疫毒炽盛四种证型；阴黄以脾虚寒湿为主，有寒湿阻遏、脾虚湿滞两种证型，治疗上以化湿邪、利小便为治疗大法。萎黄因脾土虚弱，肌肤失于气血滋养而发病，治疗上以调理脾胃、益气补血为主。

三、《伤寒论》《金匮要略》与《中医内科学》黄疸辨治分型比较

（一）湿热疫毒炽盛证（急黄）

夏秋之际，暑湿当令，暑湿夹时邪疫毒伤人，内蕴中焦，熏蒸发黄，伤及营血，病势急暴，且具传染性，称为急黄。如《诸病源候论·急黄论》言："脾胃有热，谷气郁蒸，因为热毒所加，故猝然发黄，心满气喘，命在顷刻，故云急黄也。"症见猝然发黄，病势迅猛，其色如金，皮肤瘙痒或起瘀斑，高热烦渴，神昏谵语，烦躁抽搐，或有便血、衄血，舌红绛，苔黄燥，脉弦滑数。《中医内科学》载有此证型，治以清热解毒、凉血开窍，方选千金犀角散加味，动风抽搐者，合用紫雪丹；神昏谵语者，合用安宫牛黄丸。《伤寒论》《金匮要略》中未载有此证型，但《伤寒论》于风

温证一条中提到："若被火者，微发黄色，剧则如惊痫，时瘛疭。"此为火劫发黄，亦属急症，且有热盛动风、火伤营血的症状，病机似与急黄证相近，治疗上可参考急黄证，同时应注意固护阴液，所谓"有一分阴液便有一分生机"。

（二）湿热内蕴

湿热交蒸互郁而发黄，属阳黄范畴。症见身目俱黄，黄色鲜明，腹部胀满、胁痛，发热心烦，口燥口苦，恶心呕吐纳差，小便短黄而赤、甚则不利，大便秘结，舌质红，苔黄厚腻，脉滑数。仲景在《伤寒杂病论》中以清里热、利二便的治法清利湿热退黄，所述方有：茵陈蒿汤、茵陈五苓散、栀子柏皮汤、大黄硝石汤。后世医家在此基础上进行发挥，将此证型的辨治分为四种情况：热重于湿方选栀子柏皮汤；湿重于热方用茵陈五苓散；湿热并重治以茵陈蒿汤；湿热内结、里实腹满选用大黄硝石汤。《中医内科学》在继承湿热黄疸辨湿热之轻重的基础上，又提出湿热留恋证，适用于黄疸消退后，湿热未清，病情迁延不愈，甚至转成积聚、鼓胀的情况，治疗上选用茵陈四苓散，更有利于湿热内蕴证病人后期的预后调养。

（三）湿热壅上

"瓜蒂汤：治诸黄。"（《金匮要略·黄疸病脉证并治》）"诸黄"既是谷疸、酒疸、黑疸等发黄病，湿热壅上者，应按照中医学"其高者因而越之"的治则，采用涌吐法使湿热从上排出，方用瓜蒂汤。如《金匮要略·黄疸病脉证并治》言："酒黄疸者……脉浮者，先吐之……酒疸，心中热，欲吐者，吐之愈。"《中医内科学》中未有相应分型。

（四）寒湿困脾

寒湿困脾之黄疸，多虚、多寒、多瘀，发为阴黄。症见身色虽黄，黄色晦暗，脘腹痞满，纳差食少，神疲乏力气短，舌淡胖大，苔白腻，脉濡等。治当温中散寒，健脾化湿。其以寒湿为重，中阳不振，寒湿滞留者，《中医内科学》称为寒湿阻遏证，以茵陈术附汤温化寒湿；其以脾虚为重，黄疸日久，湿滞残留，气血亏虚者，《中医内科学》称为脾虚湿滞证，方用黄芪建中汤健脾养血，温中退黄。《中医内科学》将此证再分为两种证型极为恰当，有利于初学者临床辨证选方。《伤寒论·太阳篇》中仅提及此证型："伤寒发汗已，身目为黄，所以然者，以寒湿在里，不解故也，以为不可下也，于寒湿中求之。"并未给出方药。此外仲景还提出"伤寒系在太阴"者"身当发黄"，亦属此证范畴。

（五）邪在少阳，胆腑郁热

《金匮要略·黄疸病脉证并治》言："诸黄，腹痛而呕者，宜柴胡汤。"提到若黄疸发病过程中，伴见腹痛、呕吐症状，是邪在少阳，郁遏胆火所致，症见身目俱黄，黄色鲜明，右胁、腹部胀满疼痛，纳差呕吐，口苦咽干，身热或寒热往来，小便黄赤，大便秘，舌红苔黄，脉弦滑。治宜和解少阳枢机，通腑泄热退黄。此处柴胡汤后世医家多认为是小柴胡汤，如尤在泾《金匮要略心典》言："以小柴胡汤散邪气，止痛呕。"此证型《中医内科学》有载，方选大柴胡汤加减。相对而言小柴胡汤补泻兼施，大柴胡汤清腑泄热之力更强，临证应根据邪正盛衰灵活选方加减。

（六）血瘀发黄

《伤寒论》第129条："太阳病，身黄，脉沉结，少腹硬……小便自利，其人如狂者，血证谛也，抵当汤主之。"此言道太阳病发病过程中，出现身发黄，小腹僵硬，神志异常，无小便不利症状，是由血热互结于下焦所致，治当破血逐瘀泄热，血热去则黄自退，方用抵当汤。《中医内科学》中并未提到血热互结证型，但论述了当今临床更为常见的气滞血瘀证，症见胁下结块，隐痛、刺痛不适，舌有瘀斑，脉涩等，治以疏肝理气、活血化瘀，方选逍遥散合鳖甲煎丸。

（七）表郁发黄

表郁发黄，《伤寒杂病论》中有表虚表实之异。《金匮要略·黄疸病脉证并治》言："诸病黄家，但利其小便，假令脉浮，当以汗解之，宜桂枝加黄芪汤主之。"脉浮者邪气在表，宜以汗解，此证兼有表虚，应调和营卫，扶正祛邪，方用桂枝加黄芪汤。表实者，邪实闭表，湿热内瘀，症见恶寒发热，无汗身疼，小便不利等。治当外散表邪，内清利湿热，方用麻黄连轺赤小豆汤，麻黄、杏仁、生姜辛温宣散，外解表邪；连轺、赤小豆、梓白皮清利在里之湿热；甘草、大枣和中。黄疸兼有表证的情况为临床常见，临证可辨表虚表实灵活选用二方加减，而《中医内科学》中没有此证型。

（八）房劳伤肾

仲景《金匮要略·黄疸病脉证并治》载有女劳疸，症见黄色晦暗，面黑无泽，手足心热，潮热盗汗，膀胱急，少腹满，甚者腹胀如水状，大便黑，时溏泄。尤在泾言："此为女劳肾热所致。"方用硝石矾石散，方中二药质重直入下焦，硝石咸寒除热，矾石酸寒，"除固热在骨髓"。（陶弘景《本草经集注》）以大麦粥和服，以防伤胃气。《中医内科学》中没有此证型。

（九）水热互结

《金匮要略·水气病脉证并治》云："里水者，一身面目黄肿，其脉沉，小便不利，故令病水，假令小便自利，此亡津液，故令渴也。越婢加术汤主之。"脉沉及小便不利提示水饮内结于里，方中麻黄、生姜、术辛温宣散水液、利尿消肿，石膏辛寒散热结，甘草、大枣、术健脾护胃，以方测证，此证由水热互结，交蒸互郁而至发黄。《中医内科学》中未论述此证型。

（十）脾胃虚弱

症见身淡黄干萎不泽，两目不黄，纳差食少，倦怠乏力，心悸神疲，无小便黄赤不利，大便溏，舌淡苔薄，脉濡细。由脾土虚弱，肌肤失养，脾色外现所致。仲景治以小建中汤，《金匮要略·黄疸病脉证并治》曰："男子黄，小便自利，当与虚劳小建中汤。"《中医内科学》中萎黄轻症治以黄芪建中汤，重症选用人参养荣汤。笔者认为临床上脾虚重者运化失司，人参养荣汤过于滋腻碍脾，不如建中汤实用。

（十一）肝脾不调

《中医内科学》黄疸一节中分出肝脾不调证型，症见脘腹痞满，胁肋隐痛不舒，手足不温，纳差，大便不调，舌苔薄白，脉细弦。方以柴胡疏肝散或归芍六君子加减调和肝脾。此证型临床多见，《伤寒论》和《金匮要略》中未有相应方证，经方医家多以四逆散加减治疗，《中医内科学》补充极为恰当。

四、总结

在对黄疸病机的认识上，仲景二书和《中医内科学》均认为黄疸发病有湿、热、寒、血瘀、脾虚等多种不同的病机，其中以湿为主。治疗上均以化湿邪、利小便为治疗大法，采取清热、利湿、温中、补虚、化瘀等治法。《伤寒论》《金匮要略》对黄疸的病机认识已比较全面，基本涵盖了《中医内科学》黄疸分型的大部分内容，可以说《中医内科学》继承和补充了仲景的思想。《伤寒论》和《金匮要略》黄疸辨治的内容较详细全面，《中医内科学》则在实际临床的基础上，提炼出较明确的证候分型，在临床适应证的选方及加减上亦较为完备。

《伤寒论》《金匮要略》对现代临床治疗黄疸仍有重要的指导作用，现代临床仍常用茵陈蒿汤、大小柴胡汤、麻黄连轺赤小豆汤等经方，治疗小儿黄疸常用的茵栀黄颗粒也是由茵陈蒿汤加减制成。《中医内科学》也并非完善，许多临床常见证型及有效经方并未记载，并有少许不切临床实际的内容，而且针灸或针药结合治疗黄疸中医已具备成熟的理论体系和经验，开展中医药、针灸、西医药协作治疗黄疸，才能更有效地指导临床。

（王向莹　李鑫　王诗源）

参考文献

［1］张丽艳，林大勇.《金匮要略》黄疸病辨析［J］.吉林中医药，2008（07）：537-538.

［2］谢冬梅.《伤寒杂病论》黄疸病因病机探析［J］.江西中医药，2013，44（01）：3-4.

［3］黄伟，王雪峰.《伤寒杂病论》中黄疸病诊治述略［J］.中国中西医结合儿科学，2012，4（02）：115-117.

［4］庄昆海.多媒体式病例结合PBL教学法在中医内科学黄疸病教学中的运用［J］.中国中医药现代远程教育，2017，15（21）：1-4.

［5］王津慧.从《伤寒杂病论》中看仲景治疗黄疸的特点［J］.陕西中医，2009，30（01）：95-96.

［6］韩志贞.仲景黄疸治法初探［J］.河南中医药学刊，1997（05）：8-9.

［7］黄伟，王雪峰.《伤寒杂病论》中黄疸病诊治述略［J］.中国中西医结合儿科学，2012，4（02）：115-117.

［8］熊文生，刘友章，刘凤斌，等.中医内科"黄疸"篇教学方法探讨［J］.长春中医学院学报，2005（03）：53-54.

［9］张仲景著，钱超尘，郝万山等整理.中医临床必读经典·伤寒论［M］.北京：人民卫生出版社，2005.

［10］刘晓丽.《伤寒论》《金匮要略》《中医内科学》关于郁证辨治的比较研究［J］.辽宁中医药大学学报，2007（05）：12-13.

将《伤寒论》身黄辨治条文导入《中医内科学》黄疸教学中的应用探讨

黄疸是《中医内科学》肝胆系统一章中重要的一节内容，是以目黄、身黄、小便黄为主症的一种病证，其中目睛黄染是本病的重要特征。本病证与西医所述黄疸意义相同，可涉及西医学中肝细胞性黄疸、阻塞性黄疸和溶血性黄疸，也可以出现于各种急、慢性疾病。在《中医内科学》的教学中主要包括其在临床上也是中医优势治疗的病证，因此对于中医专业学生来说无论是理论课程的学习，还是临证诊疗能力培养都具有重要意义。汉·张仲景《伤寒杂病论》对各种黄疸的形成机制、症状特点进行了探讨，并将黄疸分为黄疸、谷疸、酒疸、女劳疸、黑疸五种，其创制的茵陈蒿汤是历代治疗黄疸的重要方剂。

在教学中除了可以直接介绍导入《金匮要略·黄疸病脉证并治》中的茵陈蒿汤、栀子大黄汤和茵陈五苓散外，《伤寒论》中有多个方证条文提及身黄一症，如"伤寒瘀热在里，身必黄，麻黄连轺赤小豆汤主之"；"伤寒身黄发热，栀子柏皮汤主之"；"太阳病，身黄，脉沉结，少腹硬……其人如狂者，血证谛也，抵当汤主之"等多处涉及身黄的条文。对参《伤寒论》中对于身黄的辨治思路，对于学生更好地理解和扩展对黄疸的病因病机、辨证要点、治疗原则、分证论治等的认识和体会，使其对黄疸病人的临床表现有更为感性的认识具有重要的意义，同时也为今后真正的临床实践培养中医思维。

一、病因病机方面

《中医内科学》中黄疸的病因有外感湿热、内伤饮食劳倦、病后续发 3 种；《伤寒论》中有 16 条论及发黄，其论述黄疸的病因主要包括感受外邪、饮食不节、脾胃阳虚、虚劳血亏、血瘀湿阻，如"伤寒身黄而发热"（262）"伤寒七八日，身黄如橘子色"（261）等条文，即为外感寒邪所致黄疸；"阳明病，脉迟，食难用饱，饱则微烦头眩，必小便难，此欲作谷疸"（200）"太阴者，身当发黄"（192）等条文，是脾阳虚不能化湿，寒湿郁阻中焦而发黄。比较而言，两书均从外感和内伤两方面进行黄疸病因的论述，《中医内科学》强调湿邪对黄疸的影响，由于湿邪壅阻中焦，脾胃失健，肝气郁滞，致胆汁输泄失常而发为黄疸。《伤寒论》则提示黄疸不全是因湿邪所致，风邪入胃、风寒传脾、两热相熏灼等情况均能造成黄疸，第125条"太阳病，身黄，脉沉结，少腹硬……其人如狂者，血证谛也，抵当汤主之"提示血瘀是黄疸发生的原因之一，治疗应破血逐瘀；第236条强调"瘀热在里，身必发黄"，瘀热也是导致黄疸的关键；第192条"太阴者，身当发黄，若小便自利者，不能发黄"说明小便不利是导致黄疸发生的重要因素，小便不利又直接与湿浊内停密切相关，因此"化湿邪、利小便"是治疗黄疸的基本大法，通过利小便使壅滞于中、下二焦的湿浊之邪排出而达到退黄的目的。常用代表方茵陈蒿汤，具有良好的清热化湿、利尿退黄作用，仲景记载服用后"小便当利，尿如皂荚汁状，色正赤，一宿腹减，黄从小便去也"，效果可见一斑。

在黄疸病机方面，《伤寒论》中介绍病变脏腑主要与脾胃、肝胆有关，常见病理因素有除湿邪外，寒邪、热邪、瘀血也是主要因素；《中医内科学》中黄疸病理因素有湿邪、热邪、寒邪、疫毒、气滞、瘀血六种，并指出由于致病因素不同及个体素质的差异，湿邪可从热化或从寒化，若病因湿热所伤或过食肥甘酒热，或素体胃热偏盛，则湿从热化，湿热交蒸，发为阳黄；若病因寒湿伤人，或素体脾胃虚寒，或久病脾阳受伤，则湿从寒化，寒湿瘀滞，发为阴黄。

二、辨证分型方面

（一）阳黄

1.热重于湿证

症见身目俱黄，黄色鲜明，发热口渴，或见心中懊憹；腹部胀闷，口干而苦，恶心呕吐，小便短少黄赤，大便秘结，舌苔黄腻，脉象弦数。治则：清热通腑，利湿退黄。《中医内科学》方用茵陈蒿汤，《伤寒论》中使用栀子柏皮汤，两方在治疗病证上略有侧重，应合理选用。

《伤寒论》第261条："伤寒身黄发热，栀子柏皮汤主之。"栀子柏皮汤中栀子苦寒，泻三焦之火从小便出而退黄；黄柏寒能清热，苦能燥湿；炙甘草甘平，调和栀子黄柏苦寒之性，使退黄而不伤脾胃。栀子柏皮汤对单纯湿热郁滞发黄证有很好的疗效，临证以身黄发热、无腹满便秘为辨证要点。

《中医内科学》将茵陈蒿汤作为代表方，方中茵陈为清热利湿退黄之要药，栀子苦寒泻三焦之热，大黄攻积滞、清湿热，三药相合有清热通腑、利湿退黄的作用，是治疗湿热黄疸的主方。《伤寒论》第236条："阳明病，发热，汗出者，此为热越，不能发黄也。但头汗出，身无汗，齐颈而还，小便不利，渴引水浆者，此为瘀热在里，身必发黄，茵陈蒿汤主之。"第260条："伤寒七八日，身黄如橘子色，小便不利，腹微满者，茵陈蒿汤主之。"提示茵陈蒿汤治疗的黄疸主要病机为湿热郁蒸，肝胆疏泄失职，胆汁不循常道，外溢肌肤。临床上湿热内郁阳明而瘀热里实者可用其治疗，其辨证要点在于身目俱黄，颜色鲜明如橘子色，发热口渴，大便秘结，舌苔黄腻。

栀子柏皮汤和茵陈蒿汤均为治疗湿热发黄的常用方剂，诚如尤在泾《伤寒贯珠集》中云："茵陈蒿汤是下热之剂，栀子柏皮汤是清热之剂。"尽管两方在治疗病证上略有侧重，但在实际应用时可根据病情相互配合应用来增强疗效，如栀子柏皮汤加用茵陈则退黄效果更明显，茵陈蒿汤加用虎杖、公英、半边莲、枳壳、柴胡等可增强药效。

2. 湿重于热证

症见身目俱黄，黄色不及前者鲜明，头重身困，胸脘痞满，食欲减退，恶心呕吐，腹胀或大便溏垢，舌苔厚腻微黄，脉象濡数或濡缓。治则：利湿化浊运脾，佐以清热。方药：茵陈五苓散合甘露消毒丹加减。茵陈五苓散利湿退黄，使湿从小便中去；甘露消毒丹利湿化浊，清热解毒。《伤寒论》中没有此证型，在《金匮要略·黄疸病脉证并治》中有相关补充。

此外，《中医内科学》将麻黄连轺赤小豆汤作为本证型的变证之一进行介绍，若邪郁肌表、寒热头痛时可以使用。在《伤寒论》中，麻黄连轺赤小豆汤作为湿热阳黄兼有表实证的代表方，疏表清热，利湿退黄。第 262 条："伤寒瘀热在里，身必黄，麻黄连轺赤小豆汤主之。"其临床以身黄、发热、无汗、身痒为主要表现，方中麻黄、杏仁、生姜辛温宣发，散在表之寒；连轺、赤小豆、生梓白皮清热利湿，泄在里之热；甘草、大枣调和脾胃，祛邪而不伤正。

3. 胆腑郁热证

症见身目发黄，黄色鲜明，上腹、右胁胀闷疼痛，牵引肩背，身热不退，或寒热往来，口苦咽干，呕吐呃逆，尿黄赤，大便秘，苔黄舌红，脉弦滑数。治则：疏肝泄热，利胆退黄。方药：大柴胡汤、小柴胡汤加减。

当湿热之邪阻少阳，气机不畅，胆胃失和，即黄疸具有少阳证表现时，用大、小柴胡汤治之。小柴胡汤由柴胡、半夏、人参、甘草、黄芩、生姜、大枣组成，和解少阳作用为主，大柴胡汤由小柴胡汤去人参、甘草，加大黄、枳实、白芍组成，内泻热结的作用较为显著。《中医内科学》选用大柴胡汤为代表方，《伤寒论》选用小柴胡汤主之，两者各有侧重，在临床使用时需根据实际情况选用，若身黄明显、腹满而未成腑实证时，用小柴胡汤；若身黄明显、大便秘结，用大柴胡汤。

4.疫毒炽盛证（急黄）

本证发病急骤，黄疸迅速加深，其色如金，皮肤瘙痒，高热口渴，胁痛腹满，神昏谵语，烦躁抽搐，或见衄血、便血，或肌肤瘀斑，舌质红绛，苔黄而燥，脉弦滑或数。治则：清热解毒，凉血开窍。方药：千金犀角散加味。

《伤寒论》中"火逆发黄"与本证型相类似，可归为一类。《伤寒论》第111条："太阳病，中风，以火怯发汗，邪风被火热，血气流溢，失其常度，两阳相熏，其身必黄。"风火相煽，耗伤阴液，内侵营血，病情凶猛，《伤寒论》中没有相关方药的记载，唐代王焘在《外台秘要》中使用犀角地黄汤治疗，《千金要方》中记载："犀角地黄汤治伤寒及瘟病，应发汗而不汗之，内蓄血者，及鼻衄吐血不尽，内有瘀血，面黄，大便黑，消瘀方。"犀角清热解毒，直入血分；生地苦寒，清热凉血、养阴生津；白芍养血敛阴；丹皮清热凉血、活血消瘀。全方有清热解毒、养阴凉血之效。

在《伤寒论》中，还提到火疗是产生火逆的一种原因，如第6条："若被火者，微发黄色，剧则如惊痫，时瘛疭，若火熏之。"风温为病，误用温针、火熏之法，两热相熏灼，热伤血分而皮肤发黄。在《伤寒论》中没有相关方药记载，在《金匮要略·黄疸病脉证并治》中作为火劫发黄进行介绍，用茵陈蒿汤、栀子大黄汤或大黄硝石汤进行治疗。《中医内科学》中也没有火劫发黄的论述。

（二）阴黄

1.寒湿阻遏证

症见身目俱黄，黄色晦暗，或如烟熏，脘腹痞胀，纳谷减少，大便不实，神疲畏寒，口淡不渴，舌淡苔腻，脉濡缓或沉迟。治则：温中化湿，健脾和胃。方药：茵陈术附汤加减。

《伤寒论》中"寒湿发黄"与本证型相似，可归为一类。《伤寒论》第 195 条曰："阳明病，脉迟，食难用饱，饱则微烦头眩，必小便难，此欲作谷疸。虽下之，腹满如故，所以然者，脉迟故也。"第 256 条曰："伤寒发汗已，身目为黄，所以然者，以寒湿在里不解故也。以为不可下也，于寒湿中求之。"仲景在《伤寒论》中未列出具体的方药治疗，只提示"于寒湿中求之"，程钟龄《医学心悟》创制茵陈术附汤，方中附子、肉桂、干姜、白术，温中健脾化湿；茵陈利湿退黄，共奏温中健脾除湿之效，至今仍为治疗阴黄的代表方剂。

2. 脾虚湿滞证

症见面目及肌肤淡黄，甚则晦暗不泽，肢软乏力，心悸气短，大便溏薄，舌质淡苔薄，脉濡细。治则：健脾养血，利湿退黄。方药：黄芪建中汤加减。《伤寒论》中没有提及这一证型，在《金匮要略·黄疸病脉证并治》中"脾虚萎黄"与本证型类似，由于脾胃虚弱，气血生化不能濡养肌肤而使肌肤枯萎发黄，仲景治以虚劳小建中汤，健脾益胃，不治黄而萎黄自去。

另外，《伤寒论》还提及"瘀血发黄"，如第 125 条："太阳病，身黄，脉沉结，少腹硬，小便不利者，为无血也；小便自利，其人如狂者，血证谛也，抵当汤主之。""瘀热在里"是发黄的主要病机，肝藏血，若肝失调达，气滞日久而成瘀，仲景用抵当汤攻之，下血乃愈。《中医内科学》中未提及瘀血发黄，仅在病机中将"瘀血"作为常见病理因素之一。

三、黄疸消退后的调治

《中医内科学》中针对黄疸消退后可能出现的 3 种情况分别给予方药治疗，防止病情迁延不愈，或黄疸反复发生，甚至转成癥积、鼓胀。黄疸消退后，若湿热留恋，用茵陈四苓散加减来清热利湿；若肝脾不调，要理气助运、调和肝脾，用柴胡疏肝散或归芍六君子汤加减；若气滞血瘀，用逍遥散合鳖甲煎丸来疏肝理气、活血化瘀，这也是后世对《伤寒论》黄疸部分的补充和完善。

四、总结

在病因病机上，《中医内科学》《伤寒论》均认为外感和内伤可导致黄疸；在致病因素上，《中医内科学》强调以湿邪为主，并说明湿邪可从热化或寒化，《伤寒论》则指出多种因素均能引起黄疸，并提出瘀热是黄疸发生的关键；在治则方面，两书均以"化湿邪，利小便"为治疗原则，使用不同方药治疗；由于病因病机各有特色，在辨证分型上，两书相互补充、各有侧重，《伤寒论》对湿热发黄、火逆发黄、瘀热发黄、寒湿发黄进行了详细描述，且方药用法用量精确详细，《中医内科学》结合临床实际应用，增加黄疸消退后的调治，对《伤寒论》中黄疸分型加以提炼，可以说《中医内科学》是《伤寒论》的传承和借鉴，将《伤寒论》身黄辨治条文引入黄疸教学，有利于学生更深入学习掌握黄疸相关知识，培养中医临证思维，也让中医经典与时俱进，更加符合现代临床需求。

（赵若含　王诗源）

参考文献

[1] 庄昆海. 多媒体式病例结合 PBL 教学法在中医内科学黄疸病教学中的运用 [J]. 中国中医药现代远程教育，2017，15（21）：1-4.

[2] 莫春梅，陈羽娜，荣震，等. CBL 教学法在中医内科黄疸教学中的运用 [J]. 湖南中医杂志，2017，33（06）：123-125.

[3] 王晓忠，王燕，马燕. 浅谈案例教学法在中医内科学黄疸篇章教学中的运用 [J]. 新疆中医药，2014，32（04）：85-86.

[4] 熊文生，刘友章，刘凤斌，等. 中医内科"黄疸"篇教学方法探讨 [J]. 长春中医学院学报，2005（03）：53-54.

[5] 亓慧博.《伤寒论》黄疸病机探析 [J]. 浙江中西医结合杂志，2010，20（8）：474-475.

[6] 朱寒阳.《伤寒杂病论》黄疸病证治规律探要 [J]. 湖北中医杂志，

2005，27（6）：29-30．

［7］张仲景著，钱超尘，郝万山整理．中医临床必读经典·伤寒论［M］．北京：人民卫生出版社，2005．

［8］李霏，凤丽.《伤寒论》退黄三方初探［J］．光明中医，2007，22（1）：17-18．

［9］李丽．试论《伤寒论》之"阳明发黄证"［J］．吉林中医药，2012，32（12）：1192-1195．

［10］李德辉，孙春霞.《伤寒论》黄疸论治探微［J］．湖南中医杂志，2017，33（4）：119-120．

［11］胡亮明，曹晓瑞，蒋小敏．小议《伤寒论》中的黄疸皆伤及血分［J］．亚太传统医药，2007，3（8）：26-27．

［12］韩志贞．仲景黄疸治法初探［J］．河南中医药学刊，1997，12（5）：8-9．

以眩晕为例探讨中医经典名方导入法在中医内科学教学中的应用

中医内科学是研究中医病证辨证论治的一门课程，其理论授课内容主要包括该病证的概念、文献沿革、病因病机、诊断要点及辨证分型论治等内容。传统理论教学安排基本比较固定，有些内容如病因病机和证候分型部分与中医基础理论、中医诊断学等课程内容重复，且不同病证之间也有重复的内容，教师授课很难与学生形成有效的互动，按部就班的教学模式也很难培养学生良好的中医临床辨证思维和中医科研创新思维。笔者在近年中医内科学教学工作中，结合有关于中医内科学的 PBL 教学法、案例式教学法的教学研究，创新采用中医经典名方导入教学法，在教学中取得了较好的效果。导入的中医经典名方可以是《伤寒论》《金匮要略》所载经方，也可选用中医典籍中的经典名方医案和临床上应用较为广泛的经典名方。应用中医经典名方导入教学法，对帮助学生理解中医内科学的病证和拓宽学生的中医临床视野和培养中医科研思维，提高学生辨病和辨证相结合的中医临床能力都具有重要的作用和意义。现以眩晕病证为例，对本教学法的应用进行探讨。

一、中医经典名方的导入来源

（一）《伤寒杂病论》眩晕相关的经方导入

眩晕是《伤寒杂病论》中的常见症状，其在《伤寒论》中广泛分布于太阳、少阳、阳明、太阴、少阴各篇，在《金匮要略》则见于中风历节、肺痿、痰饮、血痹虚劳、妇人妊娠、妇人产后等杂病各篇。对于眩晕的表述有"眩""头眩""目眩""眩悸""振振欲擗地""冒眩"等，所涉及的经方有 10 余首，见表 6。

表 6 《伤寒杂病论》中对于眩晕的表述及对应的经方

表现	经方
冒	大承气汤
起则头眩	苓桂术甘汤，葵子茯苓散
目眩	小柴胡汤，桂枝加龙骨牡蛎汤，苓桂术甘汤
头眩	真武汤，桂枝芍药知母汤
眩	甘草干姜汤
冒眩	泽泻汤，茵陈蒿汤
眩悸	小半夏加茯苓汤
癫眩	五苓散

（二）选取经典古籍中的治疗眩晕的中医经典名方导入

从中医古籍阅读及全文检索数据库、中医药在线、中医 E 百、中医宝典等数据库中查找治疗眩晕的方剂，如在中医 E 百数据库中有治疗眩晕方剂共计 383 首，见图 2。

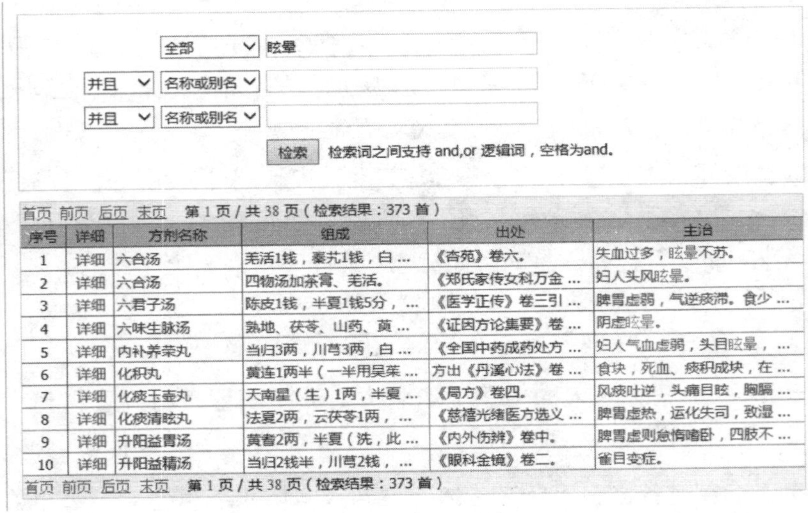

序号	详细	方剂名称	组成	出处	主治
1	详细	六合汤	羌活1钱，秦艽1钱，白 ...	《杏苑》卷六。	失血过多，眩晕不苏。
2	详细	六合汤	四物汤加茶膏、羌活。	《郑氏家传女科万金 ...	妇人头风眩晕。
3	详细	六君子汤	陈皮1钱，半夏1钱5分，...	《医学正传》卷三引 ...	脾胃虚弱，气逆痰滞。食少 ...
4	详细	六味生脉汤	熟地、茯苓、山药、萸 ...	《证因方论集要》卷 ...	阴虚眩晕。
5	详细	内补养荣丸	当归3两，川芎3两，白 ...	《全国中药成药处方 ...	妇人气血虚弱，头目眩晕，...
6	详细	化积丸	黄连1两半（一半用吴茱 ...	方出《丹溪心法》卷 ...	食块，死血、痰积成块，在 ...
7	详细	化痰玉壶丸	天南星（生）1两，半夏 ...	《局方》卷四。	风痰吐逆，头痛目眩，胸膈 ...
8	详细	化痰清眩丸	法夏2两，云茯苓1两，...	《慈禧光绪医方选义 ...	脾胃虚热，运化失司，致湿 ...
9	详细	升阳益胃汤	黄耆2两，半夏（洗，此 ...	《内外伤辨》卷中。	脾胃虚则怠惰嗜卧，四肢不 ...
10	详细	升阳益精汤	当归2钱半，川芎2钱，...	《眼科金镜》卷二。	雀目变症。

图 2　数据库治疗眩晕方剂搜索结果

从中选择代表性典籍中所记载的组方简明，配伍巧妙，疗效突出且在临床上应用较为广泛的方剂，如《卫生宝鉴》中主治"风痰内作，胸膈不利，头旋眼黑，兀兀欲吐，上热下寒，不得安卧"的"天麻半夏汤"（半夏、天麻、茯苓、橘红、白术、甘草）；《妇人大全良方》中治疗"妇人血风，眩晕头痛"之"四神散"（荆芥穗、菊花、当归、旋覆花）；《世医得效方》中治疗"冒雨中湿，眩晕呕逆，头重不食"的"芎术汤"（川芎、白术、半夏、甘草）；《医宗金鉴》治疗"风痰头痛，眩晕欲吐"之"芎麻汤"（川芎、天麻）。此外，还有《证治准绳·杂病》眩晕专篇，《杂病广要》眩晕专篇中都有治疗眩晕的中医经典名方的记载。

（三）选取含中医经典名方的病案验案导入法

选择与眩晕病证相关的中医经典名方病案导入到教学中，不但能够使学生加深对教材中眩晕病证的病因病机、辨证分型和治则治法的理解，而且可以让学生了解和认识更多的中医经典名方，提高学生中医辨证论治的能力。如选用王孟英《回春录》中的有多个关于眩晕的经典名方医案，如他医谓"上虚"之眩晕，进以人参等药而致不食不便烦躁气逆。孟英诊其为"下虚"之证，误补其上则气分实而不降，用栀子豉汤加黄芩、桔梗、枳实、橘红、紫菀和贝母，一剂粥进便行；又治王雪山令媳心悸眩晕，病属痰热，误补则气机壅塞，与当归龙荟丸即安。此外还可选用《临证指南医案》《医学衷中参西录》中的眩晕经典名方验案导入，可以使学生直接加深对眩晕的辨证体会，开阔学生的临床思维能力。

二、中医经典名方导入教学法的具体实施

（一）结合导入的中医经典名方对眩晕病证教材内容讨论

中医经典名方导入的导入学习可以让学生分析《中医内科学》病证是否完备，有无补充。如通过导入《伤寒杂病论》眩晕相关的经方，使学生认识到仲景论治眩晕，既沿袭了《内经》"诸风掉

眩，皆属于肝"的理论，又不拘泥于古经，认识到眩晕病机多样性，有风火相煽、燥热、寒湿、湿热、痰饮、精亏等，病性有阴阳虚实之分。在辨证方面，仲景对于眩晕一证主要从痰饮立论，治疗上多采用利水化饮、温阳利水、健脾利水之法，创立了多首治疗痰饮型眩晕的经方，如苓桂术甘汤、五苓散、真武汤等，为后世"无痰不作眩"等医学观点提供了理论依据，尤其对痰饮型眩晕的理论及辨治，对指导临床选方用药具有重大意义。

（二）讨论分析中医经典名方眩晕验案

如选取《临证指南医案》16 则眩晕医案，可以让学生通读此16 则医案，总结其治则包括平肝息风法、化痰利湿法、滋补肝肾法、养血滋阴法和温肾凉肝法 5 种，并让学生根据每则医案的兼症药物加减进行讨论，这样就对《中医内科学》中各证治分型的药物加减有了更为直观的认识和理解。还可以选用相关中医经典名方验案进行案例式教学，如张锡纯《医学衷中参西录》理痰汤治疗"徐某问其妻眩晕病"验案及《杂病广要》中黄连安神丸治疗"一妇惊悸，触事有所大惊，且眩晕不安。诊脉大动如豆粒，厥厥动摇如无头尾也"验案都可以作为案例式教学的素材，让学生进行思考，然后对其病因病机和选用的方药进行讨论。通过对验案中经典名方应用的讨论，能够使学生对眩晕的辨证、治则和选方用药有深刻的理解。

（三）学生课后整理总结《中医内科学》眩晕病证相关的中医经典名方

以课后作业或者中期考核作为学业任务，让学生收集整理治疗眩晕的中医经典名方，包括《伤寒杂病论》的相关方证条文、或者古籍名方、案例、验案或医话等，使学生在收集案例或者经方的同时，培养提高其独立学习中医古籍的能力，并锻炼学生查阅文献和整理文献的能力，同时也可以丰富教师《中医内科学》眩晕病证的中医经典名方备课资料库。

三、中医经典名方导入法应用意义

（一）加强学生对《中医内科学》理论内容的理解及中医临证思维

《中医内科学》对眩晕的病机主要责之"风火痰瘀虚"五端，治疗原则是补虚泻实、调整阴阳。其主要的证型包括肝阳上亢证、气血亏虚证、肾精不足证、痰湿中阻证和瘀血阻窍证。导入《金匮要略·妇人妊娠病脉证并治》张仲景治疗"妊娠有水气起即头眩"的葵子茯苓散，使学生认识该眩晕病机关键是气化不行，水阻清阳，清阳不升则头眩，用葵子茯苓散利水通阳则眩晕可愈，此与叶天士的"通阳不在温，而在利小便"之说法相合。此外还有《医学正传》中防风通圣散治风热眩运，加味六君子汤治气虚痰盛兼挟风邪之眩运不休，六合汤治风虚眩运等，都对《中医内科学》的眩晕病机及证型进行扩展和补充。

此外，经典名方的导入还可以让学生在理论学习的过程中掌握辨病和辨证相结合的中医临床思维。如在其收集整理经典名方的过程中，学生会发现治疗眩晕的经典名方中最常用的基础方是二陈汤，最常用的药物是天麻、茯苓、白术、川芎等。再如《医学正传·眩运》认识到眩晕与中风之间有一定的内在联系，其用四君子汤加半夏、橘红治疗"肥白人气虚而挟痰之眩者"，也给学生介绍了这种"眩运者，中风之渐也"的治未病的思想和因人而异的体质辨证思想。而《杂病广要》中治夏月头眩、烦闷口渴，先以六一散，后用大剂生脉散加黄柏；冬月冒寒，鼓激痰涎，亦作眩晕，宜从寒治，则让学生理解治疗眩晕也要有因时制宜的思想。

（二）培养学生的中医科研创新思维能力及学术论文写作能力

在中医经典名方拓展导入教学中，鼓励和引导学生找到可以进行研究的点，结合古籍文献查阅，让学生对中医经典名方进行拓展思考并尝试以学术论文的形式进行论述。

如《中医内科学》在眩晕一节中指出高血压病临床表现以眩晕为主症者，可参考眩晕有关内容辨证论治。据此可以指导学生分别将表 6 中《伤寒杂病论》治疗眩晕的经方和"高血压"作为搜索关键词，通过知网文献检索，可以发现其中 7 首在临床上都有多个治疗原发性高血压病的临床或实验研究。还可以进一步引导学生对治疗眩晕的经典名方中高频出现的药物进行药理方面的文献研究，研究其是否具有降压药理作用。这些都能有效地培养学生的中医科研思维。目前笔者应用中医经典名方导入法教授《中医内科学》的班级已有多个学生在不同级别的中医学术刊物上发表论文，如《＜伤寒杂病论＞眩晕症辨治规律探析》《＜伤寒杂病论＞眩晕经方与原发性高血压病的关系探讨》《经方中半夏应用规律新探》等分别被《山东中医药大学学报》《山东中医杂志》和《长春中医药大学学报》录用。

（三）强化学生中医经典学习能力

中医经典古籍是中医学习的重要内容，中医专业学生更应该尽可能多地了解经典中医著作，除了本身对中医有浓厚学习兴趣的学生，一般学生很少能主动涉猎研究中医古籍，通过将中医经典名方、验案导入到《中医内科学》的课堂学习中和布置学生课外收集中医经典名方，是激发学生对中医经典名方的研究热情，调动学生"学经典，用经典"的内在积极性的非常有效的方法。

此外，中医经典名方导入法的应用要求教师每节课之前都要熟悉导入的案例、经方，并对导入的方法进行思考，找到与学生进行互动的环节，设计如何挖掘学生对经典著作的兴趣，如何提高学生临床辨证能力和科研创新能力，从而有效地提高了教师的备课质量。同时，在此教学相长过程中，也切实拓展了教师的教学思路，同时也提高了教师的理论教学能力和中医临床实践能力。

（庄子凡　王向莹　王诗源）

参考文献

［1］郝瑞春.《中医内科学》教学方法探讨［J］. 中医药导报，2011，17（01）：110-112.

［2］何怀阳，张小萍，刘中勇，等.《中医内科学》课程教学改革的探索与研究［J］. 辽宁中医药大学学报，2011，13（07）：86-88.

［3］杨舒，阎小萍，王建明，等. 中医内科学 PBL 教学法问题设置初探［J］. 世界中西医结合杂志，2016，11（02）：267-270，274.

［4］刘彦晶. 中医内科学典型病例引入 PBL 教学法应用初探［J］. 中国中医药现代远程教育，2016，14（03）：12-13.

［5］刘岩，刘长玉，张建平，等. 中医内科学 PBL 教案编写探讨［J］. 中国中医药现代远程教育，2011，9（20）：68-70.

［6］刘彦晶. 案例式教学在中医内科学教学中的探索与实践［J］. 中国中医药现代远程教育，2012，10（15）：75-76.

［7］向赤霞. 中医内科学教学方法的思考［J］. 才智，2017（23）：128，130.

［8］赵加泉. 创新教学模式培养学生的创新意识和能力——中医内科学案例教学法探讨［J］. 中医教育，2000（04）：34-35.

［9］沙涛，沙恒玉，刘维庆，等. 中国中医古籍教学方法的研究［J］. 中医药学刊，2006（04）：640-642.

以黄疸为例探讨中医经典名方导入法在《中医内科学》教学中的应用

　　黄疸是《中医内科学》的重要章节，讨论的范围与西医黄疸意义基本相同，包括现代医学中肝细胞性黄疸、溶血性黄疸及阻塞性黄疸，可由急慢性肝炎、肝硬化、胆囊炎、胆结石、钩端螺旋体病、肿瘤等多种急、慢性疾病引起，是一种常见病、多发病，也具有中医临床治疗优势的病种之一，因此对于学生来说无论是理论课程的学习，还是临证诊疗能力培养都具有重要意义。

　　中医经典名方导入法就是将《伤寒论》《金匮要略》所载黄疸经方，及其他中医典籍中的黄疸经方和黄疸医案导入到《中医内科学》的黄疸教学中。应用中医经典名方导入教学法，对帮助学生理解《中医内科学》的病证和拓宽学生的中医临床视野和培养中医科研思维，提高学生辨病和辨证相结合的中医临床能力都具有重要的作用和意义。

一、《伤寒杂病论》黄疸相关的经方导入

　　张仲景对黄疸病的论述是广义的，其包括狭义的黄疸与发黄证，与郁热、湿热、寒湿、虚寒、瘀血、水饮等多种病机有关，在《伤寒论》中对广义黄疸的描述有"面目及身黄""身必发黄""身黄""身目为黄"等，将黄疸分为黄疸、酒疸、谷疸、黑疸、女劳疸五种类型，并在《金匮要略·腹满寒疝宿食病脉证并治》中提及萎黄病："病者萎黄……利不止者死。"而《中医内科学》将黄疸与萎黄分节论述。《伤寒杂病论》指出"黄家所得，从湿得之"。并提出了"诸病黄家，但利其小便，假令脉浮，当以汗解之"的治疗大纲，其创制的茵陈蒿汤、茵陈五苓散、茵陈术附汤、栀子大黄汤、大黄硝石汤等经典名方至今仍在临床广泛应用。在教学

中可直接导入《金匮要略·黄疸病脉证并治》中的相关经方外,《伤寒论》中另有多个方证条文提及身黄一症都可以导入课堂中进行对比教学。见表 7。

表 7 《伤寒杂病论》广义黄疸经方

条文	经方
伤寒瘀热在里,身必发黄	麻黄连轺赤小豆汤
伤寒身黄发热	栀子柏皮汤
太阳病,身黄,少腹硬……其人如狂者,血证谛也	抵当汤
伤寒七八日,身黄如橘子色,小便不利,腹微满者	茵陈蒿汤
不能食而胁下满痛,面目及身黄,颈项强小便难者	小柴胡汤
酒黄疸,心中懊憹或热痛	栀子大黄汤
诸病黄家,但利其小便;假令脉浮,当以汗解之	桂枝加黄芪汤
黄疸腹满,小便不利而赤,自汗出	大黄硝石汤
黄疸病	茵陈五苓散
诸黄,腹痛而呕者	小柴胡汤
男子黄,小便自利	虚劳小建中汤

通过导入《伤寒杂病论》广义黄疸经方,可以分析看出对于广义黄疸的病机论述非常广泛,主要包括郁热、湿热、寒湿、虚寒、瘀血、水饮等多种病机,但"湿"在发病主要因素,其涉及的经方包括了利尿、化湿、解表、攻里、清热、活血化瘀、温中补虚等多种治疗原则。这一点可以对比《中医内科学》,是将黄疸与萎黄分节论述,《中医内科学》对黄疸病机的认识上继承张仲景"从湿得之"的思想,辨证以阴阳为纲分阳黄和阴黄,治疗上以化湿邪、利小便为治疗大法,对于萎黄则责之于脾土虚弱,治疗上以调理脾胃、益气补血为主。

二、选取中国古籍中的治疗黄疸的中医经典名方导入

从中医古籍阅读及全文检索数据库、中医药在线、中医E百、中医宝典等数据库中查找治疗黄疸的方剂，如在中医E百方剂数据库中有治疗黄疸方剂共计244首，见图3。

首页 前页 后页 末页		第1页/共25页（检索结果：244首）			
序号	详细	方剂名称	组成	出处	主治
1	详细	七宝如意丹	人参（去芦）1两，川乌…	《同寿录》卷一。	膨胀，痞块，膈气，食积，…
2	详细	升阳化湿汤	苍术、白术、黄柏、茯…	《陈素庵妇科补解》	妊娠受湿，足附肿，腰膝，…
3	详细	开结枳实丸	枳实（麸炒）半两，白…	《御药院方》卷五。	中焦痰逆，恶心呕哕，膈实
4	详细	木香丸	木香3钱，皂矾5分，百…	《普济方》卷一九五	诸般黄疸，妇人血气不和，…
5	详细	木香槟榔丸	木香1两，槟榔1两，青…	《儒门事亲》卷十二	湿热积滞内蕴，心胸满闷，…
6	详细	木通汤	木通1两（锉），瞿麦穗…	《圣济总录》卷六十…	黄疸，脾胃实热，皮肉皆黄
7	详细	二十四制清宁丸	锦纹大黄（酒拌），蒸3日…	《全国中药成药处方…	脏腑积热，湿热秽毒，眼目…
8	详细	必效散	葶苈（隔纸炒）5分，草…	《医统》卷十八。	黄疸。
9	详细	必效散	葶苈子（隔纸炒）、龙…	《直指》卷十六。	黄疸。
10	详细	加味地黄汤	熟地黄3钱，薄荷6分，…	《幼科直言》卷四。	小儿黄疸，而人虚体瘦，兼…
首页 前页 后页 末页		第1页/共25页（检索结果：244首）			

图3 数据库治疗黄疸方剂搜索结果

从中选择代表性典籍中所记载的组方简明，配伍巧妙，疗效突出且在临床上应用较为广泛的方剂，如《古今医统大全》中治疗黄疸的"必效散"由葶苈子、龙胆草、栀子、茵陈、枳实和甘草组成；《温病条辨》中治"夏秋湿热气蒸，外干时令，内蕴水谷，病黄疸而肿胀"的"二金汤"由鸡内金、海金沙、厚朴、大腹皮、猪苓和通草组成；《外台秘要》载"风水黄疸，体大如囊，面目皆合，阴肿如斗"的甘遂丸由甘遂、葶苈子、杏仁、巴豆组成。《玉案》中治疗黄疸"口淡咽干，恶寒发热"的秦艽饮子是由白术、茯苓、秦艽、肉桂和橘红组成。再如《圣济总录》《卫生宝鉴》《景岳全书》《医学心悟》等都有黄疸专篇论述及经方介绍，如《医学心悟》中的"茵陈术附汤"已经成为阴黄的代表方剂，再如《医学集成》记载了"阳疸"用"分浊散"或"苓术茵陈汤"；"阴疸"由"济水汤"或"加减五苓散"，都可以作为导入的素材。

三、取含中医经典名方的黄疸病案验案导入

《古今医案按》中虞天民治"谷疸证"医案：以胃苓汤去桂加茵陈数十帖，黄退，自以为安，不服药十数日，后至晚目盲。虞曰：此名雀目，为盖湿痰盛而肝火有余也。且曰：不早服制肝补脾消痰之剂必成蛊胀。病人不信，半月后腹胀痞满求治，仍以胃苓汤倍二术加木通、麦冬煎汤一月而安。又有江篁南皮肤目睛皆黄，小溲赤，左脉弦而数，午后发热，五更方退，以茵陈五苓散、黄芪建中汤等加减的治疗过程。再如王士维《回春录》中记载"怀妊患痫，医投温燥止涩，腹痛甚而遍身发黄"病案，王孟英诊其为暑湿也，予黄芩、黄连、金银花、白茅根、桑叶、栀子、茵陈、冬瓜皮等药物而愈。选择此类中医经典名方病案导入教学中，不但能够使学生加深对教材黄疸病证的理解，而且可以让学生了解和认识更多的中医经典名方，开阔学生的临床思维能力。

四、中医经典名方导入教学法在《中医内科学》黄疸一节中的具体实施

1. 将《伤寒杂病论》中有关黄疸条文与《中医内科学》黄疸辨治分型比较

如《中医内科学》中列有湿热疫毒炽盛证（急黄）一证，而《伤寒杂病论》中未载有此证型，但《伤寒论》在风温证"若被火者，微发黄色，剧则如惊痫，时瘛疭"。此为火劫发黄，亦属急症，且有热盛动风、火伤营血的症状，病机似与急黄证相近，可以以此来进行互参讨论。

而《金匮要略》治诸黄所用之"瓜蒂汤可适用于谷疸、酒疸、黑疸等湿热壅上发黄者"，即"酒黄疸者……脉浮者，先吐之……酒疸，心中热，欲吐者，吐之愈"。而《中医内科学》中未有相应分型。

《金匮要略》言："诸黄，腹痛而呕者，宜柴胡汤。"提到若

黄疸发病过程中，伴见腹痛、呕吐症状，是邪在少阳，郁遏胆火所致，症见身目俱黄，黄色鲜明，右胁、腹部胀满疼痛，纳差呕吐，口苦咽干，身热或寒热往来，小便黄赤，大便秘，舌红苔黄，脉弦滑。治宜和解少阳枢机，通腑泄热退黄。此处柴胡汤后世医家多认为是小柴胡汤，如尤在泾《金匮要略心典》言："以小柴胡汤散邪气，止痛呕。"此证型《中医内科学》有载，方选大柴胡汤加减。相对而言小柴胡汤补泻兼施，大柴胡汤清腑泄热之力更强，临证应根据邪正盛衰灵活选方加减。这里可以提示学生进一步探讨，到底"宜柴胡汤"是宜大柴胡汤还是小柴胡汤。

《伤寒论》"太阳病，身黄……其人如狂者，血证谛也"之抵当汤是由血热互结于下焦所致，治当破血逐瘀泄热，血热去则黄自退；而在《中医内科学》中并未提到此证型，而是论述了临床更为常见的气滞血瘀证，症见胁下结块，隐痛、刺痛不适，舌有瘀斑，脉涩等，治以疏肝理气、活血化瘀，方选逍遥散合鳖甲煎丸。这也可以让学生进行对照学习。

此外，《金匮要略》治邪气在表兼有表虚之黄疸，用桂枝加黄芪汤，而兼有表实者，则用麻黄连轺赤小豆汤，治疗水热互结，交蒸互郁而至发黄的"一身面目黄肿"的越婢加术汤等证型，《中医内科学》中未论述此证型。

2. 学生课后整理总结中医古籍有关黄疸的中医经典名方

以课后作业或者中期考核作为学业任务，让学生收集整理治疗黄疸的中医经典名方，包括《伤寒杂病论》的相关方证条文、或者古籍名方、案例、验案或医话等，使学生在收集案例或者经方的同时，培养提高其独立学习中医古籍的能力，并锻炼学生查阅文献和整理文献的能力，同时也可以丰富教师《中医内科学》黄疸病证的中医经典名方备课资料库。

3. 培养学生的中医科研创新思维能力

在中医经典名方拓展导入教学中，鼓励和引导学生找到可以进行研究的点，结合古籍文献查阅，让学生对中医经典名方进行拓展思考并尝试以学术论文的形式进行论述。

如在整理总结黄疸相关的中医经典名方中，可以发现有多首治疗黄疸的方剂都含有"秦艽"这味中药，有的方剂甚至以秦艽为君药，而《中药学》课本上秦艽属于祛风湿药，见图4。其作用是"祛风湿，清湿热，止痹痛"，这就引导学生课后去查一下秦艽的临床药理作用，从知网上查阅秦艽与黄疸的关系，可以发现有《重用秦艽退黄疸》《秦艽治疗黄疸作用的初探》《以秦艽为主治疗小儿急性黄疸型传染性肝炎20例疗效观察》《秦艽丸加味治疗狼疮性肝炎》等论述秦艽退黄作用的文章。以此提高学生对中医科研的兴趣和能力。

首页 前页 后页 末页　第1页/共1页（检索结果：9首）

序号	详细	方剂名称	组成	出处	主治
1	详细	木通汤	木通1两（锉），瞿麦穗…	《圣济总录》卷六十…	黄疸，脾胃积热，皮肉皆黄
2	详细	加减八物汤	人参、白术、白茯、甘…	《医学传灯》卷下。	虚阳上泛而致黄疸，但见身…
3	详细	十三味榜嘎散	榜嘎38g，波棱瓜子20g…	《中国药典》一部。	黄疸型肝炎，胆囊炎。
4	详细	鸡舌香汤	鸡舌香3分，秦艽（去苗）…	《圣济总录》卷六十…	黄疸。
5	详细	茯苓渗湿汤	茵陈7分，白茯苓6分…	《证治宝鉴》卷十二…	黄疸。呕吐，寒热，尿涩。
6	详细	茵陈散	茵陈3分，木通1两（锉…	《圣惠》卷十八。	热病黄疸，目黄如金，小便…
7	详细	秦艽饮子	白术2钱，茯苓2钱，秦…	《玉案》卷三。	黄疸。口淡咽干，恶寒发热…
8	详细	秦艽煮散	秦艽（去苗土）3两半，…	《普济方》卷一九五…	黄疸。身体面黄，及爪甲、…
9	详细	犀角散	犀角屑1两，葛根3分（…	《圣惠》卷十八。	热病。黄疸热盛，久患酒劳…

首页 前页 后页 末页　第1页/共1页（检索结果：9首）

图4　含秦艽的治疗黄疸方剂搜索结果

中医经典名方导入法可以挖掘学生对经典著作的兴趣，如何提高学生临床辨证能力和科研创新能力，通过将中医经典名方、验案导入到《中医内科学》的课堂学习和课外作业中，是激发学生"学经典，用经典"学习热情，调动学生，开拓培养学生中医思维和中医科研能力的有效教学手段。

（李鑫　赵若含　王诗源）